La résistance de l'humain

PETITE BIBLIOTHÈQUE DE PSYCHANALYSE

Collection dirigée par Jacques André et Jean Laplanche

SOUS LA DIRECTION DE
Nathalie Zaltzman

La résistance de l'humain

Presses Universitaires de France

LISTE DES AUTEURS

Maurice Borgel
Géraldine Cerf de Dudzeele
Daniel Hurvy
Marie-Françoise Laval-Hygonenq
Hélène Vexliard
Nathalie Zaltzman

ISBN : 2 13 049835 3

Dépôt légal : 1re édition – 1999, mars

Sommaire

Préface

NATHALIE ZALTZMAN

L'origine et l'histoire de ce recueil ont leur intérêt.

Comment un groupe de psychanalystes de formations différentes et qui ont choisi pour objet de leurs échanges un thème de réflexion d'un classicisme aussi freudien que la construction de la réalité dans les névroses et dans les psychoses, en sont-ils arrivés, sans consensus préalable, à concentrer toute leur attention, toutes leurs lectures et toutes leurs interrogations métapsychologiques sur les réalités totalitaires et concentrationnaires ?

La convergence du choix témoigne d'une nécessité pour les analystes à intégrer dans le corpus analytique les conséquences pour chacun, dans son for intérieur, dans et hors sa pratique, ces conséquences d'un événement majeur collectif et individuel, postérieur à la métapsychologie freudienne de *Psychologie des foules et analyse du Moi* : celui de *l'écroulement* advenu de la civilisation occidentale dans sa fonction de rempart de l'individu contre le règne du meurtre.

L'homme était un homme pour l'homme. C'est en tous cas l'évidence qu'il possédait à sa naissance, la certitude minimale qu'avait sa vie et qui colorait, modulait tout ce qu'il pouvait lui arriver de vivre.

Un pacte existait, non sans illusion, mais il existait ; il garantissait l'assise d'une identification commune, *certaine.*

L'écroulement de cette certitude a eu lieu : pour ceux qui l'ont vécu et ne lui ont pas survécu et pour ceux qui sont restés en vie, et pour ceux qui sont nés après eux. Cet écroulement fait désormais partie de chacun. Il fait partie de l'héritage de la réalité humaine.

Cet héritage inflige à chacun, dans ses pensées conscientes et dans ses pensées inconscientes la tâche de traiter, individuellement et collectivement, la blessure capitale portée à la Kultur, à l'œuvre de pensée qui cimente l'ensemble humain. La Kultur est cet ensemble de représentations inconscientes qui intercèdent entre l'homme et lui-même, entre chacun et les autres. Elle est ce que chaque histoire singulière transforme et ce qui traverse chacun. Elle est ce qui élabore le pulsionnel an-historique, dans sa poussée constante vers la vie et la mort, et le constitue en une réalité possible à habiter. Elle est la force de médiation qui œuvre à arracher l'évolution humaine à l'attraction du meurtre. Ce mouvement s'est effondré dans les organisations totalitaires et concentrationnaires.

Il y a eu – il peut donc y avoir – un temps où l'homme cesse d'être un homme à lui-même et à l'autre. Et cela peut se produire, s'est produit non pas dans une catastrophe individuelle, intime, exceptionnelle, pathologique. Cela s'est produit massivement. Traiter cet état de fait, se traiter de cet état de fait, c'est chercher à en approcher, prendre le courage de le penser. C'est aussi accepter que rien et quelque chose réponde et ne réponde pas aux interrogations qu'on se pose.

Ce recueil est fondamentalement une tentative de cette sorte menée par quelques psychanalystes réunis autour du thème de la réalité et du meurtre dans l'œuvre freudienne, de la phylogenèse dans la pratique de la cure, de la Kulturarbeit et de la guérison psychanalytique. Il est issu d'une confrontation de nos connaissances freudiennes avec une œuvre littéraire nouvelle, celle des camps, celle qui parle d'une expérience de la mort, la sienne et celle de l'autre, et de la résistance à la destruction. Ni essais historiques, ni documents cliniques, ni récits autobiographiques, ni œuvres romanesques, ni témoignages au sens de pièces à conviction, les œuvres littéraires auxquelles les auteurs se réfèrent sont dictées par une exigence, une contrainte communes : ne pas trahir les morts. « L'écrivain écrit dans la langue de ceux au nom desquels il écrit », *les morts*, « au risque de ne pas êre compris de ceux pour lesquels il écrit », les vivants (Varlam Chalamov).

Les articles présents ne témoignent que partiellement des débats qui ont eu lieu dans ce séminaire et de ce que chacun doit à la réflexion menée par l'ensemble. Que tous soient remerciés pour le ton général des échanges, dans la pudeur, la tolérance, la modestie.

Dans l'exploration des ressources psychiques dont dispose l'humain pour faire face à une réalité dominée par le primat de la destruction – physique et morale – la référence à l'œuvre de Piera Aulagnier a été le fil d'Ariane. Peut-on tenter d'approcher de ces ressources psychiques, sans sortir au moins en partie de l'univers freudien où la vie inconsciente est mue par l'organisation fantasmatique du désir au service des buts d'Eros ? P. Aulagnier a agrandi le territoire de nos connaissances analytiques en prolongeant l'inconscient freudien par un en-deçà : un fonctionnement psychique originaire où l'événement corporel pulsionnel est psychisé hors référence au fantasme, hors interprétation de désir, en termes de représentations d'auto-engendrement et d'expulsion, au plus près des conflictualités originaires d'Eros et de Thanatos.

Son exploration complètement neuve de la problématique de la destruction dans les psychoses, dans l'aliénation, dans les détournements possibles d'Éros aux fins de Thanatos, et la métabolisation de ce fonctionnement originaire que le *Je* doit accomplir pour le maintien de son intégrité auront été des paramètres indispensables au déchiffrage des sources de conservation du Moi dans une réalité de masse destructrice.

Homo sacer : l'homme tuable

NATHALIE ZALTZMAN

1. A PROPOS DE RÉALITÉ : LA RÉALITÉ HUMAINE

Certes, à notre époque dite moderne, scientifique et post-freudienne, la réalité est appréhendée comme *materia* objective. Sa connaissance, la possibilité de sa *perception intellectuelle*, arrachée à la force d'attraction de ses perceptions sensorielles et sentimentales, repose tout entière sur un postulat de base né par mutation intérieure : la réalité est indifférente à l'homme. Cette certitude d'aujourd'hui, malgré son évidence familière, n'est pas un donné immédiat. C'est un acquis tardif, une maturité atteinte ou non dans le développement de l'esprit, tant sur le plan de l'individu que par l'ensemble culturel. Bien avant de devenir un attribut de la réalité externe à la réalité psychique des hommes entre eux, l'indifférence a été et demeure une caractéristique violente de l'homme à l'homme.

La répétition des travaux et colloques dédiés naïvement au couple trompeur fantasme-réalité témoigne encore, sans doute à l'inverse de l'objectif poursuivi, d'une certaine incertitude quant à la structure intime de la réalité dans son statut d'indépendance au sein de l'activité psychique. Renvoyer la réalité au fantasme, fût-ce en les opposant, c'est annuler la rupture accomplie par « l'appareil psychique quand il se résout à représenter l'état actuel du monde extérieur » selon l'expression freudienne. A quoi il faut ajouter que ce monde « extérieur » concerne aussi bien la représentation de l'état actuel dans le monde interne que dans le monde externe et que cet extérieur n'est pas extérieur à la psyché mais extérieur à d'autres registres de représentations à l'intérieur du champ psychique. Extérieur en tant qu'il est en relation de rupture avec les autres modes de représentation, au même titre que l'affirmation, conquise sur des répétitions dénégatives, inaugure une dimension nouvelle de perception intellectuelle : oui c'est ainsi, que cela me plaise ou que cela m'insupporte.

La formulation fantasme versus réalité émane sans doute aussi de la représentation courante et philosophique de la réalité comme espace extérieur toquant aux portes d'une monade psychique barricadée dans la résistance de ses fantasmes. Or, dans le cours des événements de la vie psychique, comme dans le cours d'une analyse, par conséquent d'un point de vue strictement analytique (pour d'autres disciplines l'objet réalité est différent) le caractère réalité, bien loin de désigner quelque chose de non psychique, de hors psychique, désigne au contraire une dimension qualitative intrinsèquement *constituante* de la vie psychique. La réalité qui intéresse la psychanalyse est celle qui constitue la matière première du fantasme, du délire, de l'hallucination. Et la matière première de l'histoire humaine dans son ensemble.

La réalité est ce grain de sable, cette épine irritative, cet éclat de matérialité autour duquel la psyché sécrète ses perles. La réalité est l'ombilic et le but, le point d'origine et la ligne d'horizon vers quoi tend à remonter le mouvement général de chaque analyse. Une psychanalyse vise « à remplacer le morceau qu'on avait également dénié dans la période d'une enfance reculée », ce morceau de réalité initiale qu'une grande partie des processus inconscients visent à brouiller sans réussir à s'en débarrasser. Dans *Constructions dans l'analyse* et dans *Moïse et le monothéisme*, Freud nomme ce morceau de réalité : vérité historique. Cette réalité la plus intime, la plus singulière d'un sujet, inscrite au plus subjectif de l'inconscient, est aussi la vérité historique commune la plus impersonnelle, telle qu'elle circule à fleur de peau de l'évolution humaine générale. Cette réalité interne-externe, individuelle-collective, consciente-inconsciente, déjà là tout entière et n'existant que virtuellement à travers ses déformations, j'ai proposé de la nommer la réalité humaine [1] pour souligner son caractère relationnel immédiat. La force de la maladie psychique, son caractère inintimidable, inaccessible à la raison, sa dynamique répétitive, elle les puise dans les fragments initiaux de réalité, inaltérables et actifs tant qu'ils ne sont pas exhumés, reconnus pour ce qu'ils ont été, tant que l'appareil psychique ne se résout pas à les représenter. Ce mode de connaissance, saisie de réalité conservée dans l'inconscient, participe de l'élaboration la plus individuelle et de ce que J. André a nommé d'une formule si juste *la culture érigée comme être psychique collectif.*

La réalité qui intéresse la psychanalyse, c'est ce qui arrive à chaque individu à travers son appartenance à la réalité humaine et ce qui, se modifiant par sa prise de conscience en chacun participe à l'évolution de la réalité commune.

1. N. Zaltzman, *De la guérison psychanalytique*, chap. I et II, PUF, 1998.

Le principe de réalité devrait se nommer principe de vérité tant ils désignent l'un et l'autre ce saut de l'esprit capable d'abandonner ses illusions et ses défenses pour représenter ce qu'il voudrait tant ignorer.

2. LE MEURTRE EN RÉALITÉ

Pour Freud cette réalité inaugurale, cette vérité historique est celle du parricide. Et quelle que soit l'étymologie adoptée du terme parricide, il n'est pas indifférent de rappeler qu'à l'origine, elle indique l'assassinat d'un homme libre. A cette vérité historique, à cet *événement* accoucheur et organisateur de la vie psychique, individuelle et sociale, Freud a donné un contenu de *réalité littérale* : un acte, un acte de meurtre ; le meurtre du père primitif. Ce père est la première figure de paternité dans l'histoire humaine. C'est dans l'histoire inconsciente de chaque sujet une figure de pouvoir et de droit absolus de vie et de mort. Si familière que devienne pour tout analyste au fil de son expérience la fréquentation de cette ombre assassine et assassinée (ou toujours en cours de l'être), cette ombre tombée sur les Moi, le recul devant la réalité matérielle de cette vérité historique, l'incrédulité, la perplexité, les dénégations qu'elle engendre, prennent les formes connues d'accommodements « scientifiques » : il ne s'agirait pas d'un événement réel mais d'un mythe, d'une métaphore, d'un postulat théoriquement nécessaire. Généralement, le débat se conclut, l'inquiétude s'apaise dans les termes : peu importe qu'il s'agisse d'une fiction théorique ou d'un événement réel ; acceptons l'hypothèse pour ses conséquences fécondes.

Le progrès que la civilisation ne réussit pas à accomplir : rendre le meurtre dépassé, peut-être ne le peut-elle pas parce que le but n'est pas d'éradiquer le meurtre « externe » mais serait d'abord de prendre acte d'un meurtre toujours renouvelé parce que jamais admis, jamais représenté par l'appareil psychique autrement que par ses formes dénégatives. Pourquoi Freud n'a-t-il jamais varié sur le caractère réel du crime, réellement accompli ? Pourquoi toute son analyse de l'échec du procès de la civilisation, de la Kultur, pivote-t-elle entièrement sur la question du meurtre indépassé, sur l'indépassable pas seulement des vœux de mort, des fantasmes, mais de la haine agie, du meurtre en acte ? Parce que avant d'être dépassé, il faut d'abord qu'il ait été commis en acte, puis vécu comme tel. Le seul succès de la civilisation serait la névrotisation, le retournement contre soi, l'expiation indéfinie d'une culpabilité hors acte. Hors acte ? Mais qu'est-ce donc que l'histoire humaine sinon cette dialectique permanente entre la pratique du meurtre, crime individuel et massacre général (mais pas de massacre sans criminels individuels qui les organisent), entre cette réalité agie et toutes les tentatives de l'esprit humain pour tricher avec les faits, fixer l'événement dans des formes régulées, le prendre aux rets des ritualités : religieuse-sacrificielle, guerrière-politique, civile-législative. L'inscrire juridiquement dans l'ordre humain, le ritualiser, le déplacer, le symboliser, le rationaliser idéologiquement, en même temps que l'interdire, le condamner, le punir. Mais le supprimer ? Cette question n'a reçu jusqu'à présent que des réponses négatives. Sur le premier meurtre, classé au rang d'hypothèse, se serait fondé l'interdit du meurtre et un ensemble de lois, de traités, de conventions, de législations des formes individuelles et collectives de sa transgression. Tout ce système symbolique n'a pas réussi à empêcher Auschwitz. Il n'a pas résisté à la constitution d'une doctrine politique criminelle, à l'instauration durable d'un pouvoir étatique enrôlant un immense réseau bureaucratique dans la pratique du crime collectif.

La matière originaire toujours active dans la vie psychique inconsciente et consciente, individuelle et collective, *est-ce ou n'est-ce pas la réalité du meurtre comme acte d'avant toute loi*, et qui oblige à ne pas se soustraire de le penser comme vérité, encore présente, encore à transformer ? Et le fil qui tire l'évolution humaine n'est-il pas tout entier dans la question inlassable que pose et repose l'existence du meurtre ? Dans le cours d'une analyse, dans son for intérieur et par rapport à tout ce qui peut se commettre sur la scène politique, la scène de la réalité commune ? Quelle force de déni, de clivage, permet à la fois de prendre acte de la vérité permanente, active, du meurtre dans l'homme et de vivre comme si elle n'existait pas en réalité, comme si elle n'était que fantasme, ou mythe, ou réalité pour le voisin, réalité éventuelle pour tout autre ; pour soi sans consistance, sans conséquence ?

L'histoire politique du XXe siècle à travers les régimes totalitaires et les formes inédites de massacres, le Lager et le Goulag, pour ne parler que du continent européen, cette histoire inscrit pour des millions et des millions d'hommes et pour nombre de générations un tel poids de morts tués et une telle faillite de toutes les juridictions existantes. Elle inscrit le meurtre comme événement possible hors toute norme et l'existence d'un mode de relation de l'homme à d'autres hommes comme exclus d'une réalité humaine commune. Elle inscrit dans le patrimoine historique que l'homme peut devenir une pure denrée de destruction hors toute loi, et que son assassinat a cessé pendant un temps d'être considéré comme un meurtre.

Faire de cette catastrophe humaine un épisode de l'histoire du peuple juif ou de l'histoire russe, c'est inscrire de force ces morceaux de réalité à l'intérieur de références historiques, politiques, juridiques, religieuses si on parle d'holocauste, existantes. Or ces modes de pensée ont tous failli à anticiper l'existence possible de cette réalité, à prévenir son avènement. Comment penser désormais le crime nu, la vie réduite à un bios purement dégradable, et l'homme défini comme tuable ?

Dans *Les origines du totalitarisme*, Hanna Arendt avait montré cet aveuglement généralisé des Allemands à saisir qu'une fois instaurée la pratique de la légitimité du meurtre, la politique du IIIe Reich ne se limiterait pas au voisin, au juif, au tsigane, aux autres, qu'elle allait s'appliquer à n'importe qui, sans limites.

« Après un examen radiologique national, le Führer recevra une liste de tous les sujets malades, et plus particulièrement des malades atteints de dysfonctionnements rénaux et cardiaques. En vertu d'une nouvelle loi sur la santé du Reich, les familles de ces sujets ne pourront plus avoir de vie publique et leur reproduction pourra être interdite. Quant à savoir ce qu'il adviendra d'eux, cela fera l'objet d'une décision ultérieure du Führer. »

Serions-nous maintenant immunisés contre cet aveuglement ? Comment savoir si, les circonstances aidant, nous n'irions pas pratiquer la même politique de l'autruche ? Comment ne pas se laisser entraîner dans des généralisations, des banalisations de la nature criminelle de l'humain, celles qui concernent l'autre et non soi-même ? Ces généralisations qui se prêtent à tout mélanger : les vœux de mort, la délinquance criminelle, le passage à l'acte délirant et le crime d'Etat. Le « tu ne tueras pas », dont les transgressions sont encadrées de juridictions et de ritualités, peut laisser le meurtre initial dans un statut de mythe originaire. Le « tu dois tuer » où la différence est entre tuer immédiatement et l'organisation concentrationnaire de l'assassinat, tuer en attendant de se faire tuer fait du meurtre comme déterminant la vie et la mort, l'acte dans toute sa crudité et non une théorie spéculative, l'acte à l'intérieur de la réalité humaine.

3. F. STANGL – LA VÉRITÉ

Comment sortir d'une pseudo-ignorance du meurtre collectif hors des lois de la guerre, celle qui a fait le lit de l'impuissance générale, des complicités passives, de l'indifférence ? Comment savoir à temps que le meurtre *de l'autre* érigé en norme vous expose immédiatement à faire partie de ces autres ?

« Quand Gilles de Rais, criminel entre tous, s'en allait au bûcher, chacun sur son passage se mettait à genoux, pour demander à Dieu d'avoir merci de l'âme du pêcheur », raconte Robert Badinter dans *L'exécution.* Les crimes commis, la condamnation au bûcher, la ritualité religieuse et juridique qui les encadrent, la cérémonie publique du châtiment, l'invocation d'un Dieu commun et d'une loi commune au seigneur et aux paysans inscrivent Gilles de Rais avec ses crimes à l'intérieur de l'humain, sur la scène commune de la réalité humaine.

Mais sur quelle scène, en quel lieu, hors quelles lois se joue l'épisode suivant raconté par Stangl, le Kommandant de Sobibor et de Treblinka, sur le chemin de son évasion à la fin de la guerre ? « Monseigneur Hudal, archevêque au Vatican, m'a remis mon nouveau passeport, un passeport de la Croix-Rouge. »

– C'était dessus : passeport de la Croix-Rouge ?

– Oui. C'était un livret bleu avec une croix rouge sur la couverture du genre des vieux passeports Nansen. »

L'imagination moyenâgeuse la plus extrême de l'Eglise catholique n'aurait su inventer la fiction d'un ordonnateur de l'enfer comme Stangl l'a été. Et un haut dignitaire, représentant sur terre des lois de la justice divine, remet à ce criminel un passeport de la Croix-Rouge pour qu'il échappe à la justice humaine.

Franz Stangl a été le seul commandant d'un camp d'extermination à comparaître dans un procès. Le 22 décembre 1970, le Tribunal de Düsseldorf le condamnait à la détention perpétuelle pour la responsabilité dans le meurtre de 900 000 personnes à Treblinka. « J'estimais donc essentiel, écrit Gitta Sereny dans son livre *Au fond des ténèbres*, de tenter au moins une fois, dans des dispositions aussi dépassionnées que possible, de pénétrer la personnalité d'un homme qui s'était trouvé impliqué si étroitement dans l'accomplissement du mal le plus total qu'ait produit notre époque. »

« Mes entretiens avec Franz Stangl se sont déroulés en deux parties. La première en avril 1971 et la seconde neuf semaines plus tard. Ainsi j'ai eu le temps de travailler sur ce qu'il m'avait dit en avril, de prévoir ce que j'avais encore à lui demander. » L'auteur parle de l'exceptionnelle tension émotionnelle et physique que ces entretiens ont provoqué chez Stangl. Elle reste d'une grande discrétion sur ce qu'il lui en a coûté à elle de mener ces entretiens « d'une façon aussi neutre que possible » mais inébranlable quant au but qu'elle s'était fixé : oser vouloir connaître quelque chose de cette réalité abjecte *in vivo*, oser rencontrer l'homme derrière la cloison étanche qu'il avait intérieurement érigée entre lui et ses actes, des actes dont il voulait croire et faire croire qu'ils étaient séparables de lui, qu'il n'en était que l'instrument exécutant. « J'ai la conscience nette » a-t-il dit « dans les mêmes termes, du même ton rigide qu'il avait gardé à son procès ». Puis, sur fond de silences : « ... ma faute... ce n'est que dans ces conversations... à présent que j'ai tout dit pour la première fois... ». « En tous cas, ça suffit maintenant, je veux mener jusqu'au bout ces entretiens avec vous et puis que ça finisse, que la fin arrive. » Stangl est mort dix-neuf heures plus tard. « La possibilité d'un suicide était certainement présente à tous les esprits et l'autopsie obligatoire fut méticuleuse. Il avait le cœur malade... Mais je crois que s'il est mort à ce moment, c'est qu'il avait – si brièvement que ce fut – affronté et dit la vérité. »

La vérité, comme le principe de réalité, n'existe pas à titre totalement privé, solipsiste ; elle intègre l'homme qui la rencontre à l'ensemble humain et porte en elle-même sa sentence. Cet homme est mort d'être devenu humain, ou presque, à la seule place que la réalité humaine pouvait lui désigner : sa mort.

La réalité humaine porte en soi le meurtre et aussi son verdict.

Il est mort quand il n'a plus pu retrancher sa responsabilité individuelle de sa responsabilité collective. Il est étrange que tous les grands procès des crimes contre l'humanité aient rencontré ce même registre de défense, ce même clivage entre une responsabilité collective anonyme qui ne reviendrait à personne et une absence de responsabilité individuelle par invocation des supérieurs hiérarchiques, de l'obéissance aux ordres, de pression subie, de l'absence de choix et de l'ignorance : on ne savait pas, on ne voulait pas.

4. M. PAPON : RESPONSABILITÉ INDIVIDUELLE-COLLECTIVE

C'est ce qu'a encore montré le troisième procès organisé autour du concept juridique : le crime contre l'humanité, le procès M. Papon. C'est au plaidoyer sténographié de maître Michel Zaoui, qui me l'a généreusement communiqué avant sa publication prochaine que j'emprunterai quelques définitions juridiques essentielles. Mon propos est de mettre en évidence l'existence, la présence, la référence inconsciente de l'ensemble humain dans chaque réalité psychique individuelle, et cela tant sur le versant de l'acte meurtrier, où une responsabilité collective fait partie de la responsabilité individuelle, que sur le versant du déporté dont la résistance à la mort, la sienne et au-delà de la sienne, repose sur son appartenance irréductible à l'ensemble humain.

Des cadres juridiques, politiques, de valeurs culturelles morales, assignaient à l'homme une place identificatoire assurée par la non-transgression (la condamnation pour transgression) d'un certain nombre de lois élémentaires, celles qui garantissent a minima les conditions d'une intégrité et d'une cohérence psychique pour l'individu en société. Cette place identificatoire a été détruite. Et tout ce qui s'approche du trou produit, même si c'est inévitablement en partie sur un mode défensif contre l'incompréhensible de ce trou, mais qui ne vise pas à l'effacer, peut participer de l'émergence d'une réalité dont on ne dirait plus : on ne pouvait pas savoir. Depuis Dostoïevsky, depuis *La maison des morts*, les Russes savaient jusqu'à quelle corruption de l'âme entraînent inexorablement des conditions de vie « inhumaines ». Cela n'a pas empêché le Goulag. C'est donc qu'« on ne sait (toujours) pas ».

Ce qui est essentiel dans le procès Papon, c'est la confrontation minutieuse d'une juridiction née d'une matérialité politiquc-historique aux faits jugés et que cette confrontation s'inscrive aussi sur la scène de l'opinion publique.

Papon n'est pas un criminel nazi. Papon est jugé pour complicité de crime contre l'humanité. Maître Zaoui, à travers son analyse du crime de bureau, dégage une notion morale nouvelle : celle de la responsabilité collective de l'individu en tant que maillon d'une chaîne d'actes dont chacun séparément n'a pas d'effet criminel direct, mais dont chacun a été indispensable à l'exécution générale du crime.

Je rappelle d'abord ce qu'est la catégorie juridique : crime contre l'humanité. « Ce n'est pas un crime qui se caractérise par une violence extrême, une violence qui choquerait toutes les consciences. Ce n'est pas non plus le nombre de victimes qui caractérise le crime contre l'humanité. » Le critère quantitatif du degré de violence, du nombre de morts, n'est pas le critère retenu.

a) Ce crime est un crime d'État, d'un État qui fonctionne comme une puissance criminelle :

– en tant qu'il annule le droit pénal d'un gouvernement non totalitaire ;

– en tant qu'il instaure le meurtre légalement ;

– en tant qu'il met au service de l'exécution d'un plan concerté (la purification de la race, l'extermination des ennemis du peuple) les représentants de la puissance publique : la police, les tribunaux, la Gestapo ou le KGB, l'exécutif, le parlement, l'armée, ainsi que des chercheurs, des techniciens, des médecins, des comptables et ainsi de suite.

b) Le crime contre l'humanité est un crime unique qui se décompose en une infinité d'actes criminels indissociables les uns des autres.

c) Ce crime est un crime collectif en tant que l'objet du crime est collectif et en tant que la participation au crime est collective.

Je passe maintenant au crime administratif ou crime de bureau, défini par maître Zaoui.

Cette responsabilité collective imputable aux rouages administratifs individuels qui sont une situation de fait resterait comme exclue de la réalité si elle ne recevait pas un statut juridique. Jusqu'où un exécutant, sans lequel la chaîne de la criminalité ne s'accomplirait pas, peut-il dissoudre ses actes, donc ce qu'il est, derrière un écran de papiers et une hiérarchie supérieure ? Edgar Faure, cité par maître Zaoui, définissait au procès de Nuremberg le nazisme comme « une philosophie criminelle avec une bureaucratie de l'action criminelle ». Vichy n'a pas de philosophie criminelle au sens où il n'y a pas de plan concerté tel qu'il est défini par l'acte du crime contre l'humanité, mais ce gouvernement a organisé un appareil bureaucratique criminel. « Cette organisation administrative de l'action criminelle est une donnée très importante quant à la détermination des responsabilités. » « Il existe dans tout service étatique hiérarchisé *un circuit continu de l'autorité* qui est en même temps *un circuit continu de la responsabilité.* » Cette transmission collective administrative, c'est le crime de bureau. « Vous ne verrez jamais à quel moment l'ordre est donné. Et pourtant il fonctionne. » Il circule collectivement. La contribution au fonctionnement de la machine administrative criminelle relève de la responsabilité pénale. L'arme est le document administratif. « Les documents vont provoquer le crime et en même temps font qu'on ne voit pas le crime. »

« Ce crime administratif constitue un *enchaînement.* C'est une sorte de crime qui passe de main en main et qui se transmet. »

La négation, ou l'ignorance, ou la pseudo-ignorance du caractère de responsabilité qui s'attache à la participation au crime administratif collectif est une corruption du jugement, pas seulement une absence de jugement moral, mais une falsification du jugement de réalité. L'exercice possible du principe de réalité, celui dont nous ne saurions nous passer dans le quotidien de la pratique analytique dépend de la rectitude de jugement collective et individuelle quant à ces distorsions que nous nommons clivages du moi.

5. L'HOMME TUABLE

L'interdit du meurtre est la condition de la vie des hommes entre eux. En tant que psychanalystes, nous tenons cet interdit, cette loi, pour une structure psychique de base. Mais alors quelle représentation, quel contenu, quel statut occupe ou acquiert un homme pour un autre homme lorsqu'il est mis au ban, situé comme exclu de cet interdit général, désigné comme tuable sans que ce soit un meurtre, tuable hors transgression, hors sanction, impunément tuable : une vie nue privée de tout attribut qui l'inscrive dans l'ordre humain tel qu'il serait fondé sur l'interdit du meurtre ? Une vie livrée au meurtre.

L'énigme de la contingence de la vie de l'autre, de la contingence de sa vie ou de sa mort – « Que m'importe l'autre ? » – cette énigme et cette évidence reposent-elles sur une destitution de sa condition d'homme qui serait, cette condition, celle de la vie sacrée au sens contemporain du terme, interdite de meurtre ? Repose-t-elle sur son ravalement au rang d'esclave ? Ou bien cette zone d'indifférence concerne-t-elle *l'homo sacer* au sens initial de ce terme ? L'homme tuable, sans conséquences ?

Giorgio Agamben [1] a consacré un essai de philosophie politique et juridique – *Homo sacer* – à porter le concept de biopolitique de Michel Foucault « sur les lieux par excellence de la biopolitique moderne : le camp de concentration et la structure des grands états totalitaires du XXe siècle ». « Ce livre, qui fut d'abord conçu comme une réponse aux mystifications sanglantes d'un nouvel ordre planétaire, a dû se confronter à un certain nombre de problèmes, à commencer par celui du caractère sacré de la vie. » La thèse centrale peut se définir ainsi : « La politisation de la vie nue comme telle constitue l'événement décisif de la modernité. » Et encore : « La vie nue a dans la politique occidentale ce privilège singulier d'être ce dont l'exclusion fonde la cité des hommes. » La vie nue, *bloss Leben*, est un terme de W. Benjamin dégagé dans *Pour une critique de la violence* (in *L'homme, le langage et la culture*, Paris, 1971). Il y situe cette notion, la vie nue, comme un concept limite entre violence et droit. La vie nue est, juridiquement parlant, le degré minime du vivant, un vivant défini comme le corps tuable et insacrifiable de *l'homo sacer. Vitae* – est synonyme de ce qui peut être mis à mort. Agamben éclaire cette notion à partir d'« une obscure figure du droit romain archaïque, celle de *l'homo sacer* ». « Contrairement au sens actuel donné au terme vie sacrée, le sens juridique originel désigne une vie tuable », et tuable hors des formes sacri-

1. G. Agamben, *Homo sacer*, Seuil, 1997.

ficielles ; hors des formes établies de la peine capitale, dans sa complexité multiple : loi du talion, expiation collective des potentialités meurtrières de chacun s'accomplissant par procuration à travers l'exécution d'un criminel ; rite purificateur collectif. La condamnation à mort appartient toujours à une ritualité. Sauf celle de *l'homo sacer* qui est une vie abandonnée des dieux et des hommes.

Homo sacer est inclu dans la vie juridique uniquement sous la forme de son exclusion du droit divin et du droit profane. C'est une vie définie comme tuable *sans sanction, tuable* sans que l'acte soit considéré comme un homicide, *à condition* que l'exécution se produise hors des formes rituelles en vigueur de la mise à mort. C'est donc une vie définie comme exclue de l'ordre juridico-politique et religieux. « Cette acception, sans doute la plus ancienne du terme *sacer*, présente l'énigme d'une figure du sacré en deçà et au-delà du religieux. » Cette figure de *l'homo sacer*, définie par son caractère de tuable, contredit toutes nos catégories de pensée actuelles. Elle désigne une catégorie de meurtre, étrangère au champ de la réalité humaine fondée sur l'interdit du meurtre.

Elle constitue un couple catégoriel insécable avec le pouvoir souverain défini comme pouvoir de mort. Le souverain est celui par rapport à qui tous les hommes sont potentiellement *homines sacri*. Ce couple catégoriel définirait la structure politique originaire.

La position sans doute immédiate de Hitler ou de Staline, les lois successives du IIIe Reich comme les purges staliniennes, ne visaient-elles pas à instaurer cette dyade : pouvoir souverain – vie nue sur une population de plus en plus étendue *d'homini sacri* ? En explorant les traits caractéristiques de cette dyade, Agamben constitue un instrument d'analyse susceptible d'éclairer la question de notre fin de siècle : « Pourquoi la démocratie s'est-elle trouvée incapable de sauver d'une destruction sans précédent » des millions de vies désignées comme vie nue ?

Je résume donc ma lecture, profane, du livre d'Agamben. La vie sacrée est la vie exclue de l'interdit de meurtre et de la mise à mort rituelle. C'est la vie exposée au meurtre licite, hors des lois en vigueur, profanes et religieuses. Le meurtre que n'importe qui peut commettre impunément n'est pas l'exécution d'une condamnation ; c'est l'exercice du souverain pouvoir.

L'élément politique originaire ne serait ni la vie naturelle ni la vie marquée par l'interdit du meurtre, mais la vie comme tuable, celle de *l'homo sacer*, exception incluse dans l'espace politique, embryon générique de cet espace.

« ... le camp est le paradigme même de l'espace politique au moment où la politique devient biopolitique et où *l'homo sacer* se confond virtuellement avec le citoyen. »

« Toute question sur la légalité ou l'illégalité de ce qui se produit dans les camps est simplement privée de sens. Le camp est un hybride de droit et de fait, dans lequel ces deux termes sont indiscernables. »

L'auteur dégage ainsi le plus petit commun dénominateur entre une figure minimale juridique ancienne et l'organisation totalitaire où l'homme tuable, *l'homo sacer* est mis au ban des lois, où le pouvoir de mort et le droit sont synonymes. Cet élément politique originel ne peut pas ne pas évoquer une figure de Père détenteur du pouvoir et du droit de mort réunis... Ce couple catégoriel originel n'apporte-t-il pas une sorte de confirmation latérale, n'est-il pas une des versions incarnées possibles du concept freudien d'un père de la horde ? L'élément politique originaire pouvoir souverain – vie tuable ne caractérise-t-il pas la représentation du Père primitif dans ses rapports avec les hommes de la horde ?

« La *sacratio,* la spécificité de *l'homo sacer,* ne se résout pas, écrit Agamben, par une prétendue ambiguïté originaire du sacré calqué sur la notion ethnologique du tabou. » Et encore : "La signification du terme sacer ne contient ni un sens contradictoire au sens d'Abel, ni une ambivalence générique au sens de Durkheim." *Homo sacer* ne désignerait-il pas le statut des fils sous le pouvoir souverain du père initial ? Car dans cette figure originelle, il est bien question de pouvoir paternel. Agamben confronte ce pouvoir souverain sur *l'homo sacer* au *vitae necisque potestas,* le pouvoir inconditionnel du pater romain sur ses enfants mâles. Ce pouvoir « naît immédiatement et uniquement à partir du *rapport père-fils* (dès l'instant où le père reconnaît son enfant mâle en le soulevant de terre, il acquiert sur lui un pouvoir de vie et de mort). »

Ainsi *le meurtre du père primitif accompli par les fils serait le premier acte de civilisation.* C'est lui qui sépare le droit du pouvoir, la vie interdite de meurtre de la vie nue, le père primitif du père devenant tabou et lui-même soumis à l'interdit du meurtre. La dimension juridico-politique originaire telle qu'elle s'organise autour de *l'homo sacer,* de la représentation initiale de la vie comme tuable, n'est-elle pas une confirmation indirecte de la justesse de la construction freudienne : au commencement de l'histoire humaine, le meurtre nu, puis le premier acte de civilisation : un meurtre aussi, qui est arrachement à la vie nue. La dyade pouvoir souverain – vie nue serait la figure an-historique contre laquelle se sont élevés les premiers fils, celle qu'il leur a fallu tuer pour instaurer une première organisation sociale fondée sur l'interdit du meurtre, une première civilisation totémique intégrant le père dans cette loi commune et inscrivant le meurtre nu dans la ritualité.

Un meurtre réel du Père primitif des hommes sans droit inaugure la séparation entre la vie tuable et la vie interdite de meurtre, entre la vie comme bios nu et la vie psychique. Il inaugure le processus de civilisation : le *Kulturprozess,* « ein Prozess, der über die Menscheit ablaüft » (Freud). Laplanche traduit : « la culture est un processus qui se déroule à l'échelle de l'humanité ». J.-B. Pontalis (in *Le temps de la réflexion*, 1983) le traduit : « la civilisation est un processus se déroulant au-dessus de l'humanité ». A ces deux formulations, je proposerai d'ajouter une traduction interprétée : « le procès de la Kultur, cheminement inconscient à travers l'histoire de l'humanité », est né d'un premier acte de civilisation et c'était un meurtre, qui a délivré *l'homo sacer* de sa condition d'homme tuable. Ce meurtre refoulé dans sa vérité, dans sa réalité, dans son pouvoir civilisateur, ce meurtre inaugurant l'interdit, que faudrait-il pour qu'il soit accompli, reconnu, et que cessent de se répéter les temps d'avant ce meurtre ?

6. LA DESTRUCTION ET SON ÉCHEC

Dans l'article *Perdre la face*, écrit initialement pour ce recueil, je mettais en évidence l'existence d'un trait inconscient résistant à l'univers concentrationnaire de la vie tuable, un trait qui mettait en échec la destruction et que je nommais l'identification survivante. Au sein de la réalité humaine, au plus profond de l'effondrement de l'évolution culturelle au sens freudien (passage du meurtre à l'interdit du meurtre), je concluais l'analyse de la littérature concentrationnaire par la mise en évidence de l'existence d'un reste, un reste indestructible de l'humain, un reste non effaçable de la condition psychique humaine par toute thanato-politique.

Sans doute depuis toujours, individu par individu et d'organisation sociale en organisation sociale, l'homme doit-il décider. Jeter et laisser jeter l'autre dans l'abandon, le traiter comme *homo sacer*, et de ce fait n'être lui-même qu'une vie tuable. Ou bien se reconnaître comme élément d'un ensemble, lié à cet ensemble, voué par ce lien à savoir qu'il n'est pas contingent pour l'autre, ni l'autre pour lui.

« Reconnaître autrui comme le souverain bien et non comme un pis-aller », écrivait Robert Antelme au retour de l'univers des vies nues.

Du fonctionnement psychique de survie dans l'univers concentrationnaire

MARIE-FRANÇOISE LAVAL-HYGONENQ

La soupe

4 pas
Pas de chance
4 pas jusqu'au tonneau
4 avant moi
Celui devant a sa chance
Il arrivera au fond
Du tonneau
La louche balance
Le destin d'abord est pris de haut
Tout est clair

Tout est eau
Dans cette soupe qu'on ne remue pas
Au fond est l'épais
L'épais suspendu à 4 pas
Je les fais
Malchance
Le capo ne se penche pas c'est trop bas
C'est un autre tonneau qui commence

Et le monde n'éclate pas

Maurice HONEL

I. LES RÉCITS DES CAMPS

La littérature des camps que j'ai choisi d'interroger nous révèle la force du travail accompli par le psychisme pour appréhender la réalité concentrationnaire, le haut degré de lucidité qui peut être atteint dans des conditions dramatiques, véritable « travail de civilisation » où la réalité individuelle trouve sa dignité à se penser comme réalité commune.

Je m'appuierai essentiellement sur les écrits de R. Antelme et P. Levi pour analyser les remaniements psychiques nécessités par la volonté de survivre dans un univers de mort. Ces écrits mettent l'accent sur le nécessaire surinvestissement de la réalité actuelle « intraitable », sur l'extrême attention aux besoins du corps, sur l'état de vigilance et le travail de contre-investissement permanent pour repousser de la conscience les souvenirs et les images du passé individuel, jugés dangereux aux regards de la lutte pour la survie. Chacun veille pour soi et pour l'autre pour ne pas perdre le droit de se penser comme un être humain. Ces écrits témoignent magnifiquement de l'élévation de la conscience individuelle et collective et du renforcement de l'une par l'autre dans la volonté de faire face à la mort programmée par la machine nazie. R. Antelme a souligné le pouvoir de la poésie, « comme évocation et signification de la situation de l'homme dans le camp [1] » : « Presque jamais ici le poète ne lâche (ou n'est lâché par) l'objet, le fait, qui s'imposent dans leur réalité presque mythologique. Dans "la soupe", par exemple,... il y a la conscience qui ne se dissout pas sous l'oppression... On retrouve ainsi presque toujours le mouvement qui donne au moment évoqué toutes ses chances de surréalité, et le mouvement inverse qui intègre ce moment dans la conscience et la durée de l'existence là-bas... Il sera nécessaire d'étudier plus profondément les poèmes qui ont été publiés sur les camps.

1. R. Antelme, *Textes inédits sur l'espèce humaine. Essais et témoignages*, Gallimard, 1996, p. 47.

Tous expriment l'acharnement du détenu à faire surgir une clarté de la réalité la plus oppressante, ou tout au moins à entretenir, souvent en tentant de fuir cette réalité, la vie inlassable de la conscience. Témoignage ou prophétie, la poésie des camps est celle qui a le plus de chances d'être la poésie de la vérité. »

La surréalité s'oppose à l'irréalité qui ferait « tomber hors du monde [1] ».

Ces récits nous enseignent qu'il n'y a pas de survie physique sans un travail actif et permanent de la pensée pour soutenir cette double fonction d'auto-conservation de l'être, physique et psychique, « condamné à investir » la réalité quoi qu'il lui en coûte. « Condamné pour et par la vie à une mise en pensée et à une mise en sens de ton propre espace corporel, des objets – buts de tes désirs, de cette réalité avec laquelle tu devras cohabiter, qui leur assurent de rester, quoi qu'il arrive, les supports privilégiés de tes investissements. » Tel est, selon P. Aulagnier [2], le verdict qui frappe le Je dès son surgissement sur la scène psychique. Ce besoin de théories pour répondre à « l'urgence de la vie » a été affirmé par Freud à propos des théories sexuelles infantiles [3] : « Ce n'est pas du tout de façon spontanée, comme s'il s'agissait d'un besoin inné de causalité, que s'éveille en ce cas la poussée de savoir des enfants, mais sous l'aiguillon des pulsions égoïstes qui les dominent, quand ils se trouvent... en face de l'arrivée

1. Nous reprenons ici le titre d'un article de N. Zaltzman, in *NRP*, n° 40, NRF/Gallimard, 1989. Elle emprunte ce titre à une citation de D.C. Grabbe, Hannibal que l'on trouve chez Freud dans *Malaise dans la civilisation* (PUF, p. 6) : « Certes nous ne tomberons jamais hors du monde. Si nous y sommes, c'est une fois pour toutes. »

2. P. Aulagnier, « Condamné à investir », p. 239, in : *Un interprète en quête de sens*, Petite Bibliothèque Payot, 1991.

3. S. Freud, *La vie sexuelle*, PUF, 1969, p. 16.

d'un nouvel enfant » – ce qu'il appelle le premier et grand problème de la vie : « d'où viennent les enfants ? » ; « la question elle-même est, comme toute recherche, un produit de l'urgence de la vie comme si l'on avait assigné à la pensée cette tâche de prévenir le retour d'événements si redoutés ».

L'urgence dans les camps est de connaître cette nouvelle réalité humaine, le déni de réalité pouvant être mortel. Quelles « épreuves » pour le moi ? Quel développement pour le surmoi ? Quel nouvel espace pour le ça ?

En utilisant les constructions de l'appareil psychique de la première et de la deuxième topique freudienne et la tentative de Freud de 1932 de superposition des deux topiques [1], j'interrogerai le fonctionnement double du moi, le moi Pcs Cs [2] tourné vers l'intérieur du psychisme et le moi Pc Cs tourné vers l'extérieur. Les passages Ics-Pcs et Pcs-Cs ont été nommés première et deuxième censures par Freud. En tant qu'analystes, nous sommes portés à privilégier le franchissement de la première censure et le processus du refoulement et à négliger l'existence de la deuxième, au point de ne considérer souvent qu'un seul système topique au regard de l'Ics, le Pcs-Cs, dont témoigne le fonctionnement psychique en association libre et attention flottante.

A plusieurs reprises dans son œuvre, Freud a pointé le risque que la fascination pour l'inconscient ne nous fasse négliger des questions concernant le moi et « ce nouveau progrès dans l'organisation psychique » que représente la prise de conscience. En 1915 par exemple, il écrit :

1. S. Freud, *Nouvelles conférences d'introduction à la psychanalyse*, Gallimard, coll. « Folio/Essais », p. 108.

2. Ics, Pcs, Cs, Pc sont les abréviations choisies par Freud pour nommer les systèmes Inconscient, Préconscient, Conscient et Perception. Nous garderons cette écriture abrégée dans la rédaction de ce texte.

« L'existence de la censure entre Pcs et Cs nous avertit que le devenir conscient n'est pas un pur et simple acte de perception mais vraisemblablement aussi un surinvestissement, un nouveau progrès dans l'organisation psychique [1]. » Freud n'a pas mené à terme le projet de recension métapsychologique de 1915 et a malheureusement abandonné le travail qui traitait de la conscience comme nous l'apprend sa lettre à Ferenczi du 11/01/1915 : « La chose la plus particulière était que, deux jours auparavant, une éruption d'idées s'était soudainement produite après une courte pause... et d'un contenu si important que j'en ai été d'abord comme ébloui. Elle concernait la métapsychologie de la conscience, rien de moins... Quand je m'y suis mis deux jours plus tard, le dégrisement est venu. La matière était réfractaire à toute description et montrait des lacunes tellement effroyables et de telles difficultés que j'ai tout interrompu [2]... » Nous relèverons plus loin les principales propositions de Freud sur la conscience.

La littérature des camps va nous interroger sur ce point. Elle témoigne du surinvestissement du système Pc-Cs et du moi Pc Cs au détriment du moi Pcs et confirme l'intuition freudienne de l'opposition entre l'investissement de l'attention et celui des systèmes mnésiques. Elle nous révèle les immenses ressources du psychisme pour investir le déplaisir et inventer des fonctionnements sublimatoires nouveaux dans un « au-delà » de dépassement [3] des principes de plaisir et de réalité.

Nous interrogerons la réorganisation pulsionnelle et

1. S. Freud, *Métapsychologie*, Gallimard, coll. « Folio/Essais », 1968, p. 105.

2. S. Freud – S. Ferenczi, *Correspondance, 1914-1919*, Calmann-Lévy, 1996.

3. Fonctionnement opposé au fonctionnement selon le principe d'inertie, que j'appelle fonctionnement psychique de survie.

celle du moi pour étudier le développement anti-traumatique du psychisme et la façon dont il met conjointement et alternativement en œuvre des mécanismes de contre-investissement, de pare-désinvestissement ou d'auto-désinvestissement pour supporter les excès d'excitations. Nous aurons à considérer les réalités du camp et du collectif des SS au regard du collectif des détenus et de leurs stratégies de survie : il faut se protéger du froid, il faut dormir, il faut manger, il faut se laver, il faut veiller au mieux aux besoins du corps, économiser son énergie le plus possible, être toujours sur le qui-vive ; on pourrait ici parler de *comportements d'auto-conservation.* Dans son journal, écrit dans les camps, et récemment réédité, A. Novac écrit : « En vérité, c'est une bagarre continue entre ma fatigue et l'horrible "il faut"... je n'aime pas écrire – mais il faut ! » « Qu'est-ce que ce sacré il faut qui veille à ma "frontière" et qui me remplace chaque fois que je suis prête à basculer ? » « Ici il n'y a qu'un maître, le fait. Je ne suis qu'un scribe à son service. Toute pensée qui n'obéit pas à cette règle est de trop [1]. » L'accrochage libidinal narcissique s'appuie sur ces impératifs. L'envahissement de l'imaginaire, les régressions formelle, topique, et temporelle pouvaient être pressentis comme un risque de mort, sans le soutien du collectif. Laisser le psychisme sous l'emprise de l'inconscient était un luxe qui pouvait se payer de la vie, car il ne fallait jamais oublier la mort possible. Voilà bien une preuve dont nous nous serions passés, que, dans notre inconscient chacun est persuadé de sa propre immortalité. « J'ai renoncé machinalement à penser et à me souvenir et j'ai dépensé toutes mes forces dans une succession de mou-

1. A. Novac, *Les beaux jours de ma jeunesse,* Balland, 1996, pp. 25, 55, 69.

vements de tous les jours, de toutes les heures, de tous les instants. Je me concrétisais dans le souci activiste des autres [1] », écrit B. Pahor. Investir la réalité présente est une nécessité si vitale que P. Levi paiera des leçons d'allemand en rations de pain. Il a désigné le Lager comme son université [2], car il s'agissait bien d'apprendre cette réalité nouvelle, et de l'apprendre dans tous ses détails. « La précision et la concision me viennent de mon expérience en chimie », écrit-il. On peut en effet penser que son expérience de chimiste ne l'a pas seulement aidé pour son affectation dans le camp mais aussi dans sa capacité d'analyse et de discrimination des éléments de la réalité. Je relèverai ici une réflexion de Jacques Rossi qui a passé vingt ans dans les camps soviétiques : « J'avais énormément de chance : une bonne santé, pas de famille, pas d'angoisse ; la plupart de mes camarades, surtout les étrangers, étaient écrasés par leur malheur alors que moi, j'étais conscient que c'était l'occasion de comprendre et d'apprendre ce qu'était cette Union soviétique qui était mon rêve [3]. »

Dans le wagon qui le transporte de Buchenwald à Gandersheim, R. Antelme est attentif à tout, luttant contre l'engourdissement : « Dans la demi-torpeur, il semblait qu'on allait pouvoir à nouveau, qu'on pourrait toujours accomplir un moment de destinée individuelle. Le regard dans la flamme, on écoutait se refabriquer dans la tête l'ancien langage et on se retrouvait par bouffées dans la proximité vivante, insupportable, de ceux qu'il était impossible d'imaginer ici... C'était de la folie. Il

1. B. Pahor, *Pèlerin parmi les ombres*, La Table Ronde, 1990.
2. Expression empruntée à L. Rolfi, une amie déportée à Ravensbrück, auteur, avec A.M. Bruzzone de *La Donne di Ravensbrück*, 1978, Einaudi.
3. In *Fragments de vies*, Récits de J. Rossi, Éd. Elikia, citation du *Monde* du 26-7-1996.

aurait fallu plutôt dormir. De la folie d'avoir abandonné les copains, lâché le SS. Maintenant on sentait les raies comme peintes sur la peau, le crâne piquant sous la main [1]... »

Il faut pouvoir survivre à cette surveillance de son fonctionnement psychique. Les « il faut » qui martèlent ces récits mettent l'accent sur la fonction d'auto-conservation et le rôle de gardien de la survie du surmoi, qui prend ici une dimension collective sans perdre son caractère individuel. « Le collectif est nécessaire pour mener la lutte de survie que chacun mène seul » mais « l'on ne pouvait puiser de vraie force hors de la fraternité avec les autres d'ici [2] ». Je dois préciser la différence entre le collectif des hommes « rayés » numérotés qui luttent contre l'indistinction déshumanisante voulue par les nazis et le collectif nazi régi par l'« Idéal » totalitaire qui tend à écraser le surmoi individuel et la capacité personnelle de penser, engendrant ainsi paradoxalement en son sein cette indistinction déshumanisante [3].

La pulsion d'auto-conservation, arrimée à la certitude de la mort, soutient « la revendication forcenée de rester jusqu'au bout des hommes ». « La mise en question de la qualité d'homme provoque une revendication presque biologique d'appartenance à l'espèce humaine [4]. » « Plus on se transforme... plus le SS nous croit réduits à une indistinction et à une irresponsabilité dont nous présen-

1. R. Antelme, *L'espèce humaine*, Gallimard, coll. « Tel », 1957, p. 11.

2. *Ibid.*, p. 200.

3. Notre intérêt se portant ici sur le fonctionnement de survie, nous laissons de côté la catégorie des « musulmans », qui, atteints par la volonté déshumanisante SS, ont perdu l'espoir de vivre et constituent de ce fait une masse indifférenciée abandonnée à la mort avec l'abandon de tout contact humain, où désobjectalisation et principe d'inertie vont de pair.

4. *Ibid.*, p. 11.

tons l'apparence incontestable, et plus notre communauté contient en fait de distinctions, et plus ces distinctions sont strictes. L'homme des camps n'est pas l'abolition de ces différences. Il est au contraire leur réalisation effective [1]. »

Ne pas se couper des « copains », de ceux qui vous reconnaîtront jusqu'au bout comme un être singulier, vous appelleront par votre prénom et sauront recevoir et renvoyer ce qui du plus profond de l'être se projette à sa surface ; la particularité d'un sourire et la lueur d'un regard résisteront toujours à l'emprise uniformisante des SS. S'obliger à vivre pour lutter contre la volonté mortifère du SS : il s'agit que tous ne meurent pas pour sauver l'humain, pour le respect de l'humanité que représente chaque être vivant dès sa naissance [2]. « La créature n'a jamais été aussi près de se considérer comme une valeur sacrée [3]. » « On » veille à ce que chacun accomplisse les tâches rituelles nécessaires au maintien de la vie. « On » veille à ne pas se laisser happer par la régression solitaire, mortifère sans la protection du collectif, « car la première condition pour survivre un minimum est la suppression radicale de toutes les images qui n'appartiennent pas à l'empire du mal [4] ». La mise au repos du conscient n'est pas sans risques : c'est à deux ou à plusieurs qu'on peut se ressourcer à ces images si nécessaires à l'alimentation de la vie psychique ; des séances à valeur de rêves et de remémoration sont alors organisées pour ne pas laisser se creuser le désespoir solitaire. « Dimanche, il faudra faire quelque chose,... il y en a qui dégringolent, qui s'aban-

1. *Ibid.*, p. 93.
2. Voir à ce sujet le texte de G. Cerf de Dudzeele, en particulier ses réflexions intitulées « Narcissisme primaire et identification primordiale ».
3. R. Antelme, *ibid.*, p. 45.
4. B. Pahor, *op. cit.*, p. 35.

donnent, ils se laissent crever. Il y en a même qui ont oublié pourquoi ils sont là. Il faut parler. » Et c'est l'organisation d'une « séance récréative » où des poèmes entiers peuvent être reconstitués « par l'addition des souvenirs qui était aussi une addition de forces [1] ». « Triomphe de la vie de l'esprit sur la vie sensorielle » écrit Freud dans « L'homme Moïse ». Je relèverai ici l'adresse d'Antelme à ses bourreaux : « Comprenez bien ceci : vous avez fait en sorte que la raison se transforme en conscience. Vous avez refait l'unité de l'homme. Vous avez fabriqué la conscience irréductible. Vous ne pouvez plus espérer jamais arriver à faire que nous soyons à la fois à votre place et dans notre peau, nous condamnant. Jamais personne ici ne deviendra à soi-même son propre SS [2]. » Il faut préserver son intégrité et se garder des identifications aux rôles assignés de déchet, de victime ou de bourreau. Ce qui transcende la haine dans ces récits, c'est la résolution de démontrer qu'il y a de l'irréductible en l'homme, c'est l'admiration d'Antelme pour le compagnon qui affronte la haine du nazi sans compromission : « Regardez-le, vous en avez fait cet homme pourri, jaunâtre, ce qui doit ressembler le mieux à ce que vous pensez qu'il est par nature : le déchet, le rebut, vous avez réussi. Eh bien, on va vous dire ceci, qui devrait vous étendre raide si "l'erreur" pouvait tuer : vous lui avez permis de se faire l'homme le plus achevé, le plus sûr de ses pouvoirs, des ressources de sa conscience et de la portée de ses actes, le plus fort... Avec Jacques vous n'avez jamais gagné [3]. »

Ce surinvestissement de la conscience et de l'attention

1. R. Antelme, *L'espèce humaine, op. cit.*, p. 203.
2. *Ibid.*, p. 95.
3. R. Antelme, *L'espèce humaine, op. cit.*, p. 94.

semble difficile à lâcher. R. Antelme et P. Levi témoignent de son maintien par la précision de leur écriture et par leur acharnement à faire exister la réalité du camp dans les mots, avec simplicité et clarté. Ils ont affronté, à leur retour, l'épreuve de l'écriture de cette expérience-là : comment saisir avec des mots l'impossible à se représenter et faire exister une surréalité qui demande toujours plus de surinvestissement pour ne pas être oubliée.

G. Perec parle de la « coloration spécifique » du récit de R. Antelme : « une simplicité, une quotidienneté jusqu'alors inconnue, et qui va jusqu'à trahir la "réalité" afin de l'exprimer d'une manière plus efficace » : « Au centre de l'espèce humaine, la volonté de parler et d'être entendu, la volonté d'explorer et de connaître, débouche sur cette confiance illimitée dans le langage et dans l'écriture qui fonde toute littérature, même si, de par son projet même, et à cause du sort réservé, par notre culture, à ce qu'on appelle les "témoignages", l'espèce humaine ne parvient pas à s'y rattacher complètement... Par son mouvement, par sa méthode, par son contenu enfin, l'espèce humaine définit la vérité de la littérature et la vérité du monde [1]. »

Quand il n'y a pas d'action possible sur la réalité, il reste la solution de la « modification active » du fonctionnement psychique qui témoigne des immenses capacités adaptatives de l'homme.

1. R. Antelme, *Textes inédits sur l'espèce humaine, op. cit.*, pp. 178, 190.

II. « L'INCONSCIENT ET LA CONSCIENCE – LA RÉALITÉ » LA MÉTAPSYCHOLOGIE FREUDIENNE [1]

Rappelons la définition de 1900 pour laquelle Freud propose la dénomination abrégée Cs : La conscience « n'est rien d'autre qu'un organe des sens pour la perception des qualités psychiques... Nous nous représentons ce système avec des caractères mécaniques analogues à ceux du système perceptif, c'est-à-dire qu'il peut être excité par des qualités et qu'il ne peut conserver la trace des modifications. Il est donc sans mémoire ». Cette analogie entre le système Cs et le système perception justifie la dénomination du système Pc Cs. « Nous voyons que la perception par nos organes des sens a pour conséquence de diriger un investissement d'attention vers les voies où se propage l'excitation sensorielle qui arrive ; l'excitation qualitative du système perceptif sert à régulariser le débit de la quantité mobile dans l'appareil psychique. Nous pouvons attribuer la même fonction à l'organe sensoriel supérieur du système Cs. En percevant de nouvelles qualités, il dirige et répartit utilement les quantités mobiles d'investissement [2]. »

Il ajoute ces considérations qui nous intéressent au plus haut point : « La valeur du surinvestissement produit par l'influence régulatrice de l'organe des sens du Cs sur la quantité mobile crée donc une nouvelle série qualitative, et par là un nouveau réglage, qui constitue peut-être un des privilèges de l'homme sur l'animal... Les processus de

1. Je m'approprie ici le titre du dernier paragraphe du chap. VII de *L'interprétation des rêves* pour poser quelques repères métapsychologiques à propos de la conscience. Cette partie a dû être réduite pour la publication.

2. S. Freud, *L'interprétation des rêves,* PUF, 1926, pp. 522, 523.

pensée sont en eux-mêmes dépourvus de qualité ; les excitations de plaisir et de déplaisir qui les accompagnent sont, en effet, freinées, parce qu'elles pourraient troubler la pensée. Pour donner une qualité à ces processus, l'homme les associe à des souvenirs de mots dont les restes de qualité suffisent à appeler l'attention de la conscience et à obtenir par là un nouvel investissement mobile. »

C'est en 1915 qu'il distingue représentations de mots et représentations de chose : « Le système Pcs apparaît quand cette représentation de chose est surinvestie du fait qu'elle est reliée aux représentations de mot qui lui correspondent. Ce sont, nous pouvons le présumer, ces surinvestissements qui introduisent une organisation psychique plus élevée et qui rendent possible le remplacement du processus primaire par le processus secondaire qui règne dans le Pcs [1]. » Il précisera le rôle des représentations de mot en 1923 : « Le rôle des représentations de mot devient maintenant tout à fait clair. Par leur intermédiaire, les processus de pensée internes sont transformés en perceptions... toute connaissance provient de la perception externe. Par un surinvestissement de la pensée, les pensées sont perçues effectivement – comme venant de l'extérieur – et de ce fait, sont tenues pour vraies (wahrnemen) [2]. » Rappelons qu'en 1920 Freud a tenté de résoudre par le mécanisme de la projection, la question de l'excès de quantité des excitations qui viendraient de l'intérieur, avec la tendance du psychisme « à les traiter comme si elles n'agissaient pas de l'intérieur mais bien de l'extérieur pour pouvoir utiliser contre elles

1. S. Freud, *Métapsychologie, op. cit.*, p. 117.
2. S. Freud, *Essais de Psychanalyse,* PbP, 1981, p. 235. Notons le jeu de mots permis par le terme allemand percevoir, étymologiquement « prendre vrai ».

le moyen de défense du pare-excitations [1] ». Le modèle pare-excitations – couche réceptrice des excitations trouvera sa figuration en 1925, Freud postule alors l'inexcitabilité périodique de l'appareil perceptif : « des innervations d'investissement sont envoyées de l'intérieur par coups rapides et périodiques dans le système Pc Cs, qui est complètement perméable, pour en être ensuite retirées. Tant que le système est investi de cette façon, il reçoit les perceptions qu'accompagne la conscience et conduit l'excitation dans les systèmes mnésiques inconscients ; dès que l'investissement est retiré, la conscience s'évanouit et le fonctionnement du système est arrêté [2] ». Freud supposait que ce mode de travail discontinu du système Pc Cs était au fondement de l'apparition de la représentation du temps.

Ce fonctionnement « normal » de discontinuité serait insuffisant dans les situations traumatiques. Nous faisons l'hypothèse que l'inexcitabilité périodique du système Pc Cs passe sous le contrôle du surmoi, la modification décisive pour la survie venant du surinvestissement du système Pc Cs et du renforcement de la deuxième censure pour que se trouve ainsi renforcée la capacité de supporter le déplaisir. Le principe de réalité ne vise plus la modification du principe de plaisir mais une endurance du psychisme à supporter une surcharge permanente d'excitations. Rappelons ce qu'écrivait Freud dans

1. S. Freud, « Au-delà du principe de plaisir », in *Essais de psychanalyse, op. cit.*, p. 71.

2. *In* Note sur le « Bloc-notes magique », *Résultats, Idées, Problèmes II*, PUF. Freud a insisté sur le fonctionnement discontinu de la conscience. Il y revient encore en 1938 « la conscience ne constitue pas l'essence du psychisme, elle n'en est qu'une qualité et une qualité inconstante, bien plus souvent absente que présente... N'oublions pas que l'état de conscience est des plus fugitifs, ce qui est conscient ne le demeure qu'un instant » (*L'Abrégé de psychanalyse*, pp. 20, 22).

« L'analyse avec fin et l'analyse sans fin »[1] : « l'appareil psychique ne supporte pas le déplaisir, il lui faut s'en défendre à tout prix et lorsque la perception de la réalité apporte du déplaisir, elle – c'est-à-dire la vérité – doit être sacrifiée. Face au danger extérieur, on peut, pendant un assez long temps, se tirer d'affaire par la fuite et l'évitement de la situation de danger, jusqu'à ce que plus tard on devienne enfin suffisamment fort pour lever la menace par la modification active de la réalité ». Cette modification étant impossible dans les situations traumatiques, il reste alors comme je l'ai dit plus haut, « la modification active » du fonctionnement psychique, avec la prime donnée à la vérité. A côté des principes freudiens de plaisir, de réalité et de nirvâna, nous poserons un principe psychique de survie que nous pouvons relier à deux principes relevés par des auteurs psychanalystes post-freudiens, le principe de savoir[2] (P. Aulagnier) et le principe de vérité[3] (D. Lagache).

1. S. Freud, *Résultats, Idées, Problèmes II,* PUF, 1985, p. 252.

2. P. Aulagnier écrit : « la quête de savoir n'est pas séparable d'un projet de vérité, qu'il s'agisse du discours quotidien ou du discours théorique. Elle introduit le binôme réalité – savoir, antinomique de certitude, au nom de la questionnabilité de leurs énoncés respectifs ; en paraphrasant Freud parlant de la « suprématie du principe de réalité », elle conclut sur la « suprématie d'un principe de savoir sur le désir de certitude ». *In* « A propos de la réalité : savoir ou certitude », 1974, in *Un interprète en quête de sens, op. cit.*, pp. 202, 218.

3. D. Lagache, *in* : « La folle du logis » *Œuvres VI,* PUF, p. 110, a distingué un principe de vérité : « Le principe de vérité, différenciation du principe de réalité concordant avec les idées de S. Freud sur l'identité des pensées et sur la conscience, semble permettre ainsi le dépassement de l'antithèse "fantasmatique – réalité", à la condition que l'idée de vérité puisse elle-même se situer au-delà de l'une comme de l'autre. »

III. D'UN PRINCIPE DE SURVIE ? QUELQUES HYPOTHÈSES À PROPOS D'UN FONCTIONNEMENT PSYCHIQUE DE SURVIE

1. *Les remaniements pulsionnels*

En 1915, ayant admis la fuite motrice comme modèle de retrait devant l'excitation, Freud distingue la pulsion de l'excitation en ce qu'« il n'y a pas de fuite qui puisse servir contre elle » ; c'est ainsi qu'il distingue intérieur et extérieur : l'excitation agit comme force d'impact momentané et la pulsion comme force constante. Son intérêt pour les situations traumatiques le fait s'interroger ensuite sur les conditions de mise en pulsion de l'excitation et sur l'impératif de développement du système pare-excitations au regard des excitations trop élevées.

Dans la réalité des camps, il nous semble possible de dire que l'excitation extérieure agit comme une force constante, *pas de fuite qui puisse servir contre elle* ; la survie se mesure à la capacité de lutte contre la volonté de destruction du SS. Il faut se garder des alliances éventuellement possibles entre les facteurs de désorganisations internes et les forces de destructions externes [1]. Nous

1. Nous rappelons que nous nous appuyons essentiellement ici sur les textes de R. Antelme et P. Levi qui dans l'après-coup portent l'accent sur la dignité et la résistance de l'humain. Ils témoignent d'une volonté de survivre dans une non-compromission fondamentale avec le SS qui prend appui sur les idéaux de l'humanité. Ces auteurs laissent ainsi de côté et contre-investissent certainement ce qu'il leur a fallu et de compromissions et de masochisme pour tenir le coup au jour le jour. Nous n'ignorons pas qu'il peut exister d'autres types de fonctionnement psychique de survie où le masochisme prend une place opérationnelle et la compromission aussi. Mais, qu'en est-il alors de la survie de la survie quand le sentiment de

pourrions parler d'un principe de fonctionnement anti-inertie, fonctionnement anti-naturel sans doute, mais typiquement humain, comme l'écrit Saint-Exupéry dans *Terre des hommes* : « ce que j'ai fait, je le jure, jamais aucune bête ne l'aurait fait ». S'il y a une pulsion d'auto-conservation renforcée chez l'homme, tiendrait-elle à sa supériorité d'être pensant-parlant, qui lui permet de lutter contre la fatalité en élevant le seuil de tolérance de son être ? Nous avons proposé plus haut une modification du principe de réalité et reconnu que le savoir et la vérité pouvaient être énoncés en principes de fonctionnement psychique. Nous avons insisté sur le danger, pour la survie, de dénier la réalité de la mort présente. « Nous sommes tous ici pour mourir. » « Le seul but de chacun est donc de s'empêcher de mourir », énonce R. Antelme. L'affirmation du prix de la vie devient l'ultime résistance de l'homme. Antelme prend l'exemple du chrétien pour dire que, même pour lui, dans le Lager, « la mort est devenue le mal absolu, a cessé d'être le débouché possible vers Dieu » et que c'est seulement là-bas, dans la vie du péché, « qu'il peut accepter la mort dans la règle du jeu [1] ». Il y a des situations où l'on n'est pas libre de

honte prime sur celui de la dignité ? J. Conrad a magnifiquement montré dans *Lord Jim* les ravages provoqués par la conscience aiguë de l'honneur perdu. A propos du sentiment de dignité perdue et de « chute hors du monde », on peut aussi penser au roman de Vercors *Le Tigre d'Anvers*.

Nous pensons aussi qu'il peut y avoir une dignité dans le choix de mourir et que survivre laissera toujours une culpabilité. C'est bien ce qu'écrivait P. Levi à H. Langbein le 28 mars 1984 : « Pourquoi, certains, parmi ceux qui sont revenus, souffrent d'un sentiment de honte paradoxal ». *In* M. Anissimov, *Primo Levi ou la tragédie d'un optimiste,* J.C. Lattès, p. 592.

Est-ce le souvenir de compromissions « honteuses » que l'élaboration après-coup tend à refouler qui lui fait écrire cela ?

1. R. Antelme, *L'espèce humaine, op. cit.*, pp. 45, 46.

désirer mourir ou simplement de se laisser prendre par la mort. Nous pressentons que la volonté de vivre et la conscience de la mort vont nécessiter la surveillance étroite de la partie inconsciente de notre psychisme qui ignore ou dénie la mort ; les processus de pensée et de perception, analogues en leur genèse [1], donneront lieu à un acte de jugement faisant appel à des mécanismes qui couperont momentanément l'être d'une partie de lui-même.

2. *L'appareil psychique*

La lecture des récits concentrationnaires nous a constamment interrogée sur le surinvestissement de la conscience et de l'attention. En paraphrasant la définition freudienne de la pulsion, nous pourrions évoquer l'exigence de travail imposée au psychique en conséquence du surinvestissement du système Pc Cs face à la réalité traumatique. Nous avons porté l'accent sur le fonctionnement double du moi, le moi Pc Cs et le moi Pcs Cs et sur la deuxième censure entre Pcs et Cs. Nous pouvons considérer cette deuxième censure comme une censure au sein du moi, un clivage dans le moi qui ne signerait pas une déficience du moi mais un mode de défense et de fonctionnement, rendu nécessaire par la réalité extérieure nouvelle, intraitable, une réalité « matérielle » qui fait butée et qu'il s'agit de reconnaître comme vraie.

Nous avons évoqué le déplacement de la première censure à la frontière Pcs-Cs, entraînant ainsi le renfor-

1. S. Freud, « La Négation », 1925, in : *Résultats, Idées, Problèmes, II, op. cit.*

cement de la deuxième censure. Le Pcs se trouverait en quelque sorte fonctionnellement mis en sourdine, le renforcement de la deuxième censure venant le préserver d'un excès de quantitatif ; les champs de la conscience et de l'attention s'en trouveraient élargis : la conscience tendrait à devenir alors une qualité permanente du psychisme, le Pcs - Ics ne restant accessible que sous conditions. Les témoignages nous permettent de postuler que l'ouverture au préconscient est régulée par le surmoi devenu sentinelle de garde. Ce fonctionnement pourrait être appelé « actuel » du fait de la coupure fonctionnelle avec l'inconscient dynamique et le passé. Constatant l'ajournement de la souffrance devant une construction en briques rouges d'un crématoire, A. Novac remarque « que s'il y avait une souffrance à la mesure de notre malheur, aucune de nous n'aurait plus sa jugeote. Non, personne n'a perdu conscience devant ce tas de briques ! Merde, ne suis-je pas en train de me reprocher ma raison ? Est-ce ma faute si elle est si dure à perdre, bien plus que la vie [1] ? ».

Je verrais dans le chaos du Lager, les gesticulations et les vociférations des kapos, cet enfer de réalité que n'est pas psychisable, une sorte de figuration du ça. Dans « Vengeance ? » R. Antelme exprime bien cet inorganisé de la réalité du camp : « Nous n'avions pas l'impression qu'un châtiment nous était imposé dont les inspirateurs et les exécutants eussent seuls porté la responsabilité, mais plutôt que nous vivions dans un état hors de toute règle, où notre crainte ne pouvait se fixer, sans aucun répit, où tout, à chaque instant, était toujours possible et qu'en somme une telle manière de vivre ne pouvait tenir dans les limites des notions de faute et de peine, mais procédait

1. A. Novac, *op. cit.*, p. 174.

d'une absence définitive d'idées sur les rapports des hommes entre eux [1]. » Le recours est dans la mise en jeu de tous les processus de liaison possibles : « L'homme exclu de la réalité de ses semblables, réduit à merci par la suppression de tous ses droits... dispose encore, quand il le peut, d'un recours. Il peut se désolidariser de la place où il est mis en utilisant ses réserves d'hostilité : *ce n'est pas moi le monstre – étranger, ce sont eux.* Cette opération de renversement de l'exclusion, consciente et surtout inconsciente, est soutenue par la référence à l'existence d'une *autre* réalité sociale, où l'exclu peut retrouver une place au moins imaginairement possible parmi d'autres semblables [2]. »

Nous avons postulé que l'accès à l'Ics individuel était étroitement surveillé. On pourrait considérer cette stratégie d'adaptation à la réalité traumatique comme une violence psychique puisqu'elle impose des coupures d'avec l'inconscient systémique [3]. L'inconscient est en effet dangereux parce qu'il ne connaît pas la mort, mais la coupure d'avec l'inconscient n'est pas sans risque car il peut s'ensuivre une « mort psychique » malheureusement avérée chez certains rescapés.

1. R. Antelme, *Textes inédits sur l'espèce humaine, op. cit.*, p. 20.
2. N. Zaltzman, *op. cit.*, pp. 242-243.
3. Dans « La mort n'avoue jamais » *RFP,* 1961, I, PUF, M. de M'Uzan s'est penché sur ce mécanisme de coupure d'avec l'Ics systémique. Il nomme « moi du moi » cette partie du moi où le moi n'oublie jamais qu'il est mortel, « cette instance détachée du moi par clivage », qui isole le moi du moi de l'Ics systémique où la mort n'a pas cours. Il rattache cette solution du « clivage » à la réaction de détresse du moi devant une situation traumatique et en fait une orientation du destin de l'individu qu'il oppose à la solution névrotique où le traumatisme peut être traité comme une situation de danger avec le mécanisme du signal d'angoisse. Nous proposons ici une troisième solution devant la situation traumatique, celle où le névrosé peut faire un appel fonctionnel au clivage.

Se couper de son inconscient pour ne pas être englouti par lui ? Quitte à porter ensuite la honte d'être vivant : tu es vivant parce que tu as pu accommoder ton psychisme à la situation de survie, oublier les tiens et les souvenirs du passé. Pourrait-on aller jusqu'à dire que sont morts ceux qui ne pouvaient consentir à être les meurtriers d'une partie d'eux-mêmes ? « Les pires survivaient, c'est-à-dire les mieux adaptés, les meilleurs sont morts », écrit P. Levi, dans sa culpabilité de survivant [1]. L'éthique du détenu est de sauver sa vie ; elle exige de pouvoir soutenir et la conscience de la mort, et l'activité de l'inconscient. Le surmoi nous semble l'opérateur de ce double mécanisme : un surmoi individuel qui se soutiendrait d'une identification au surmoi de l'autre semblable pour lutter contre une désobjectalisation toujours possible. Ces récits insistent sur la nécessité de la conscience de l'appartenance à l'espèce humaine. Ils témoignent de la poursuite de l'auto-construction de l'être par le biais du renforcement du système Pc Cs et du surmoi, permettant ainsi une vigilance contre la régression psychique, une régulation de l'accès à l'inconscient avec l'appui du lien social nouveau qui trouve à s'établir dans le collectif des détenus.

Quand l'accès à l'inconscient est rendu possible, nous voyons resurgir les souvenirs et la mémoire dans toute leur étendue, dans un oubli du temps et de l'espace, tel « le chant d'Ulysse » qui s'épanouit au milieu du récit de P. Levi et témoigne non seulement de la préservation du Pcs et des systèmes mnésiques, mais de la puissance créatrice de l'esprit : « Je retiens Pikolo : il est absolument nécessaire et urgent qu'il écoute,... il faut que je lui dise,

1. P. Levi, *Naufragés et Rescapés. Quarante ans après Auschwitz*, Gallimard, 1989, p. 80.

que je lui parle... de quelque chose de gigantesque que je viens d'entrevoir à l'instant seulement, en une fulgurante intuition, et qui contient peut-être l'explication de notre destin, de notre présence ici aujourd'hui [1]... »

Le sentiment d'unicité intérieure émanant de ces « il faut » traduirait une union particulière du narcissisme et du surmoi dans cette stratégie de survie régie par un surmoi de survie [2].

On ne survit pas seulement pour retrouver la vie de là-bas et revoir les siens, mais pour triompher du génocide : « Et cela peut signifier deux choses : d'abord que l'on fait l'épreuve de la solidité de cette espèce, de sa fixité ; ensuite, que la variété des rapports entre les hommes, leur couleur, leurs coutumes, leur formation en classes, masquent une vérité qui apparaît ici éclatante, au

1. P. Levi, *Si c'est un homme,* Julliard, 1987, pp. 146-151.

Nous devons à C. Rousseaux d'avoir attiré notre attention sur la portée et la place de cette évocation dans le texte de P. Levi. Je voudrais signaler sa remarque – que je n'ai pu développer ici – sur la différence qui serait à approfondir entre la ressaisie d'un souvenir personnel qui n'appartient qu'à soi et celle d'un souvenir culturel, qu'il soit poésie, littérature ou vers de tragédie, qui appartient à l'humanité. Signalons ici son texte à propos d'une nouvelle de Chalamov, qui complète les travaux de ce recueil « Sentencia ou de la transmission », in *Topique,* Le Politique, Dunod, 1995, n° 58.

2. Rappelons la relation établie par Freud en 1927 entre le Surmoi et l'humour.

« Si par l'humour le surmoi aspire à consoler le moi et à le garder des souffrances, il n'a pas contredit par là sa descendance de l'instance parentale. » In *L'inquiétante étrangeté et autres essais,* Gallimard, coll. « Essais », 1985, p. 328.

Dans son texte « L'univers concentrationnaire », D. Rousset parle de la « découverte passionnante de l'humour, non en tant que projection personnelle mais comme structure objective de l'univers », qui aurait permis à beaucoup de survivre ; il ajoute « Ubu et Kafka perdent les traits d'origine liés à leur histoire pour devenir des composants matériels du monde ». Éditions de Minuit, 1965, p. 185. Signalons à ce sujet ce livre d'un humour remarquable et si émouvant : *Être sans destin,* Actes Sud, 1998, du Hongrois Imre Kertesz (déporté à Auschwitz en 1944, à l'âge de 15 ans).

bord de la nature, à l'approche de nos limites : il n'y a pas des espèces humaines, il y a une espèce humaine [1]. » La réalité tue le déporté, mais cette vérité-là tue le projet nazi : les SS seront vaincus par leur impuissance à « muter l'espèce ».

Il ne s'agit plus seulement du narcissisme du moi, mais du narcissisme de l'humain : c'est l'humain dans l'homme qui résiste et c'est pour sauver l'humain que l'homme résiste et se porte un amour impersonnel à lui-même à la fois narcissique et objectal – comme si la libido narcissique de la personne qui va mourir avait suffisamment migré chez l'autre pour que le mourant ait le sentiment de continuer à vivre dans l'autre. Ce fonctionnement narcissique puiserait-il sa force à s'enraciner dans la croyance inconsciente à l'immortalité ? « Une de nos vies a été interrompue pendant qu'on marchait... Mais la colonne qui n'a pas bronché, qui a continué à marcher, sait maintenant qui est mort pendant qu'elle marchait, et pourquoi il est mort, elle sait qu'on a tiré sur elle, qu'on lui a supprimé une de ses vies, et que ça va continuer [2]. » Libido narcissique et objectale peuvent être difficiles à distinguer. « La figure avait fini pour nous-mêmes par s'absenter de notre vie... Du même rayé, du même crâne rasé, de l'amaigrissement progressif, du rythme de la vie ici, ce qui apparaissait des autres pour chacun c'était bien, en définitive, une figure à peu de chose près collective et anonyme [3]. » Nous soulignerons ici la fonction du sentiment d'amitié et de respect qui se développe pour l'autre semblable : « Jacques, qui est arrêté depuis 1940 et dont le corps se pourrit de furoncles, et qui n'a jamais

1. R. Antelme, *L'espèce humaine, op. cit.*, p. 229.
2. *Ibid.*, p. 234.
3. *Ibid.*, p. 58.

dit et ne dira jamais “j’en ai marre”, et qui sait que s’il ne se démerde pas pour manger un peu plus, il va mourir avant la fin... et qui n’a jamais voulu et ne voudra jamais faire le moindre trafic avec un kapo pour bouffer, et que les kapos et les toubibs haïront de plus en plus parce qu’il est de plus en plus maigre et que son sang pourrit, Jacques est ce que dans la religion on appelle un saint [1]. »

Tous les témoignages sur R. Antelme concordent pour reconnaître sa grande faculté d’écoute et d’attention à autrui, sa modestie et l’air de liberté qu’on respirait à ses côtés. Aussi conclurons-nous avec ce passage tiré d’un texte écrit en 1958 « Les principes à l’épreuve [2] » : « On n’oublie pas que l’histoire de chacun se fait à travers le besoin d’être reconnu sans limite ; l’amitié désigne cette capacité infinie de reconnaissance. Imaginer que ce besoin soit constamment celui d’autrui, que l’autre comme nous-mêmes soit livré à cette exigence et acharné à obtenir réponse, qu’il se dévore lui-même et qu’il soit comme une bête si la réponse ne vient pas, c’est à quoi on devrait s’obliger et c’est l’enfer de la vie quand on y manque... Reconnaître autrui est le souverain bien, et non un pis-aller. »

3. L’épreuve de la réalité traumatique et la sublimation

Nous nous sommes attachés à montrer le sentiment d’élévation de soi et de dignité qui se dégageait d’un principe de dépassement du principe de plaisir. Je dirai qu’ici la « régression » n’est pas celle du moi-plaisir, privilégiée par les psychanalystes, mais, celle du « moi-réalité

1. *Ibid.*, p. 93.
2. R. Antelme, *Textes inédits sur l’espèce humaine, op. cit.*, p. 34.

du début », construit par Freud en 1915 comme travaillant à l'établissement du moi-plaisir, en assurant la fonction de pare-excitations [1], donc de réduction, à l'égard des premières excitations qui attaquent le corps, et faisant face à « l'indifférence » première de la réalité avant qu'elle ne soit transformée par le psychisme en bon dedans et mauvais dehors [2]. Le maintien du corps érotique en dépend ainsi que le travail de pensée et le processus de sublimation qui s'alimente à cette énergie-là.

La littérature concentrationnaire nous révèle le travail d'élaboration qui permet de ne pas perdre le sens de la réalité dans une réalité qui n'a plus de sens, en maintenant l'objectif apparemment le plus humble, celui de « seulement » survivre. Mais la survie se trouve élevée à la dimension du sacré ; c'est en quoi l'expérience même du quotidien de la vie, les gestes élémentaires et leur répétition, prennent le caractère d'une sublimation. Ces gestes ne sont en rien « machinaux », il faut une énergie formidable pour continuer à les accomplir ; le simple geste de porter le pain à sa bouche a une valeur libidinale directe et éminemment sociale. « Beaucoup ont mangé des épluchures. Ils n'étaient certes pas conscients, le plus souvent, de la grandeur qu'il est possible de trouver à cet acte [3]. »

G. Perec a bien senti la force et la portée universelle de ces récits qui nous font tellement penser tant l'émotion qu'ils portent est épurée, contrôlée : « Cette transformation d'une expérience en langage, cette relation possible entre notre sensibilité et un univers qui l'anni-

1. « A condition d'y ajouter les soins maternels. » La fraternité entre les détenus et le surmoi collectif impersonnel joue ici ce rôle de « soins maternels » qui a atteint un caractère impersonnel.

2. S. Freud, *Métapsychologie, op. cit.*, p. 37.

3. R. Antelme, *L'espèce humaine, op. cit.*, p. 101.

hile, apparaissent aujourd'hui comme l'exemple le plus parfait, dans la production française contemporaine, de ce que peut être la littérature.

« L'écriture, aujourd'hui, semble croire, de plus en plus, que sa fin véritable est de masquer, non de dévoiler. On nous invite, partout et toujours, à ressentir le mystère, l'inexplicable. L'inexprimable est une valeur. L'indicible est un dogme [1]. » Nous pensons là à l'inflation de cette notion d'irreprésentable chez certains auteurs psychanalystes et au danger de l'irrationnel [2].

La phrase d'Antelme, nécessaire et suffisante, a la concision du théorème ; elle nous brosse le réel, sa matérialité, sa butée, et nous présentifie de ce fait cette réalité que Freud a nommé « matérielle » pour l'opposer à la réalité psychique. « Nous avions donc bien affaire à l'une de ces réalités qui font dire qu'elles dépassent l'imagination. Il était clair désormais que c'était seulement par le choix, c'est-à-dire encore par l'imagina-

1. R. Antelme, *Textes inédits sur l'espèce humaine, op. cit.*, p. 188.

2. Un débat contradictoire sur la question a été ouvert dans la *Revue Française de Psychanalyse*, 1992, 1, portant le titre interrogatif « Irreprésentable ou irreprésenté ? ». Le passage de l'irreprésenté à l'irreprésentable a la faveur de certains auteurs – sous l'intitulé « le statut métapsychologique de la perception et l'irreprésentable », C. et S. Botella écrivent : « le drame de la pensée est que, pour accéder à la qualité conscience, elle est soumise au double diktat des organes des sens, et du détour obligatoire par des qualités perceptives capables d'éveiller la conscience ; entre leurre et transformation l'inconnaissable se perpétue. L'« ombilic du rêve » en témoigne. Le domaine du représentable est une grossière réduction du vaste domaine de l'inconnaissable » (p. 26).

Nous préférons garder sur la complexité du devenir préconscient-conscient la boussole freudienne exposée dans la deuxième partie de notre article, et penser que dans le travail de deuil du fantasme de complétude et dans l'inachevable extension du domaine du représentable, extension par là même du sens et du savoir intellectuel et affectif, il s'agit d'un « travail de civilisation » à poursuivre sans trêve, autant pour l'humanité que pour l'individu.

tion que nous pouvions essayer d'en dire quelque chose [1]. »

Gardons-nous de sous-estimer la dimension d'« imagination » et de reconstruction que portent ces récits. Sous la neutralité du titre *L'espèce humaine* sourd une grande complexité affective. Retenons la persévérance d'Antelme à faire savoir que c'est bien le même homme celui qui pense, parle, et écrit après sa libération, et celui qui était là-bas, à accomplir ces gestes répétitifs et à devoir se laisser interminablement compter.

Nous voudrions conclure avec quelques questions :

Quelles conséquences sur le psychisme du retour à la vie « libre » [2] ? Peut-on abandonner sans risques le surinvestissement du système Pc Cs ? Quels peuvent être les effets de nouvelles potentialités de fonctionnement avec le rétablissement possible de la circulation entre les instances ?

Nous avons postulé que ce fonctionnement psychique de survie avait nécessité un « dépassement » du fonctionnement psychique « normal » ; ce fonctionnement de survie va-t-il maintenant pouvoir être lui-même « dépassé » pour retrouver un nouveau mode de vie possible. Le rêve d'épouvante répétitif de P. Levi après son retour pourrait être compris comme étant au service d'une tentative de liaison psychique de ce vécu traumatique [3].

Le rêve du camp – chaos et néant grisâtre et trouble – à l'intérieur du rêve du repas de famille – dans un climat paisible, détendu et coloré – nous apparaît comme

1. R. Antelme, *L'espèce humaine, op. cit.*, p. 9.

2. Nous renvoyons le lecteur au texte de M. Borgel et plus particulièrement à son développement à propos du « savoir vivre post-traumatique ».

3. Pour l'énoncé complet du rêve, nous renvoyons à P. Levi, *La trêve*, Grasset, 1966, p. 245 ainsi qu'au travail de D. Hurvy « Primo Levi et la question du meurtre ».

une inclusion de la réalité traumatique du camp dans la réalité de la liberté retrouvée, le trauma faisant tout à coup effraction et s'imposant au rêveur comme seule réalité possible, à l'audition de ce mot « étranger, attendu et redouté : debout, Wstawacz ». Le rêveur ne doit pas dormir. Ce rêve témoigne du difficile et douloureux travail de réorganisation psychique pour sortir de la situation traumatique.

Témoignages

MAURICE BORGEL

INTRODUCTION

La littérature concentrationnaire m'a permis d'interroger autrement des moments d'impasse rencontrés dans ma pratique d'analyste avec des patients ayant subi de graves traumatismes. Quelles sont les ressources de l'être humain qui lui permettent de garder une pensée vivante et de rester en vie ? Se battre contre la déshumanisation de la réalité nécessite de prendre appui sur des références collectives, sur la référence au politique, sur la prise en compte des besoins du corps.

Ces lectures m'ont permis de me fabriquer des représentations d'« expériences limites [1] » selon le terme de M. Blanchot. Le titre de l'article de R. Zygouris, « Sortilèges de la scène traumatique » [2] dit pour moi la fascination dangereuse exercée par ces événements, fascination qui peut conduire l'analyste à occuper une position d'historien ou de généalogiste.

1. M. Blanchot, *L'entretien infini*, NRF/Gallimard.

2. R. Zygouris, « Sortilèges de la scène traumatique », in *Les Traumatismes Psychiques*, Le bloc-notes de la psychanalyse, n° 12.

J. Améry décrit ainsi la réalité totalitaire : « la parole s'éteint partout où une réalité pose une revendication totale [1]... (on) est dépossédé de... la confiance dans le monde [2] ».

Dès ses premières pages, R. Antelme écrit : « il y a deux ans, durant les premiers jours qui ont suivi notre retour, nous avons été, tous je pense, en proie à un véritable délire. Nous voulions parler, être entendus enfin. On nous dit que notre apparence physique était assez éloquente à elle seule. Mais nous revenions juste, nous ramenions, avec notre mémoire, notre expérience toute vivante et nous éprouvions un désir frénétique de la dire telle quelle. Et dès les premiers jours cependant, il nous paraissait impossible de combler la distance entre le langage dont nous disposions et cette expérience que, pour la plupart, nous étions encore en train de poursuivre dans notre corps... A peine commencions-nous à raconter que nous suffoquions [3] ».

C'est avec des mots du langage du corps qu'Antelme transmet la nécessité d'intégrer la réalité du camp toujours présente afin de maintenir une continuité d'être. L'écriture lui permet, en ouvrant un espace de partage avec les autres, de passer d'une trace à l'autre. Une adresse publique lève la loi du silence.

Que le traumatisme soit individuel, comme celui du cas de Jérôme, ou collectif comme celui produit par les camps, le totalitarisme en est une illustration éloquente : selon H. Arendt, « en écrasant les hommes les uns contre les autres, la terreur totale détruit l'espace entre eux... le régime totalitaire détruit la seule condition préalable

1. J. Améry, *Par-delà le crime et le châtiment, essai pour surmonter l'insurmontable*, Actes Sud, p. 49.

2. *Ibid.*, p. 61.

3. R. Antelme, *L'espèce humaine*, Gallimard, coll. « Tel », p. 9.

essentielle à toute liberté : tout simplement la faculté de se mouvoir qui ne peut exister sans espace [1] ».

I. TRAUMA ET ATEMPORALITÉ : FRAGMENTS CLINIQUES

Jérôme m'a littéralement « occupé » dans les premières semaines de sa cure, occupé comme on peut le dire de l'occupation militaire d'un territoire : sa présence réveillait en moi des maux de dos anciens. Il avait subi à l'âge de 19 ans un grave accident suivi de plusieurs mois de coma et d'une très longue hospitalisation afin de réapprendre à manger, à marcher, à parler. Des crises d'épilepsie survinrent ensuite. L'état de chaos qu'elles lui firent revivre déclenchèrent des craintes délirantes de retour du nazisme. Des membres de sa famille avaient été déportés. Ces traumatismes successifs produisent des effets de télescopage, un trauma en cachant et/ou en révélant un autre.

Jérôme raconte « tout » sans que cela permette de liaisons associatives : il utilise l'analyste comme mémoire ou dépôt, au sens de Bleger : « dépositaire de la partie psychotique de la personnalité, de la partie indifférenciée et non résolue des liens symbiotiques primitifs [2] ».

Son accident, « état dans l'état [3] » est un non-lieu et un hors-temps. Jérôme dit : « il y a un avant et un après l'accident, ce n'est pas un carré blanc comme pour les

1. H. Arendt, *Les origines du totalitarisme. Le système totalitaire,* Seuil, « coll. Points », p. 212.
2. J. Bleger, *Symbiose et ambiguïté,* PUF, épuisé, p. 290.
3. Freud, *L'homme Moïse et la religion monothéiste,* NRF/Gallimard.

émissions interdites aux enfants, c'est un trou noir, quelque chose hors-temps ». Sa formule très forte souligne le caractère atemporel de l'effraction. Le passé ne peut pas s'inscrire comme passé.

Il interrompt sa cure pendant 6 ans puis revient me consulter pour me dire : « Je vais me marier, je connais mes possibilités de destructivité, je reviens pour m'en préserver. » Ce retour indique-t-il un début de processus historicisant ? Il m'annonce qu'il a un petit garçon et que celui-ci est porteur d'une malformation qui nécessitera des hospitalisations répétées.

Dans les séances, Jérôme agit bien souvent au lieu de penser, comme mû par un totalitarisme visant à écraser l'entreprise analytique. Il en viendra à évoquer « ma morbidité ». L'interprétation de sa destructivité par rapport au projet analytique l'amène à pouvoir reprendre un fil associatif ; parlant d'un meuble ayant appartenu aux déportés de sa famille, il le décrit comme possédant une mémoire, « la mémoire du monde » ; par ces mots, il cherche à se situer non seulement dans son histoire familiale mais dans l'histoire humaine.

Il exprime combien il lui est insupportable de lire dans les yeux de son fils le reproche de l'avoir laissé vivre. Il évoque également la lourde dette dont il se sent redevable envers ses parents qui la lui rappellent bien souvent. C'est ainsi qu'il parle de sa dette dans le transfert, par lequel en l'écoutant je le maintiens en vie. Pendant l'une de mes périodes de vacances, il viendra malgré tout à mon bureau à l'heure de ses séances. Recherche-t-il là l'inscription d'une absence ? Son refus de la dépendance le conduit à souhaiter l'interruption de sa cure. En interprétant dans le transfert ses sentiments de haine, je fais le lien entre son investissement de l'analyse, l'intolérable de s'en rendre compte et l'attaque qui s'ensuit. Ces interprétations vont permettre à Jérôme de se sentir moins dangereux, moins destructeur. Il peut enfin aborder sa crainte de la mort ; il commence à pouvoir rêver. Ceci témoigne d'un début de processus de symbolisation.

A la fin d'une séance, il dit : « En ce moment, j'ai du mal à uriner » et se surprend à faire ainsi un lien avec les suites de son accident. C'est la première fois que Jérôme peut évoquer son corps souffrant, ne plus cliver, ignorer, les séquelles de ce qu'il a subi. Jusque-là, la méconnaissance de ses handicaps avait donné lieu à une vérification compulsive du fonctionnement de sa sexualité. Dès lors, différentes représentations peuvent coexister : un pont s'établit entre les deux fonctions de son sexe, urinaire et sexuel.

Il va prendre des cours de langage gestuel dont il dit : « C'est un langage peu répandu, c'est comme le fonctionnement de ma pensée que je ne comprends pas toujours ; j'ai une pensée en zigzags... » ; évoquant *Le Horla* de Maupassant, il associe sur des aspects de lui-même déconnectés. Il est imprégné des non-dits d'une culture familiale marquée par la disparition de ses grands-parents mais il va se mettre à utiliser le nazisme comme réservoir de signifiants, comme une causalité permettant d'échapper au non-sens, au hors-temps, au hors-lieu. La cruauté totalitaire condense les effets de l'histoire familiale, les effets de son accident et la détresse de son fils.

Pour travailler cette question du trauma et de ses modes d'inscription dans la réalité psychique, mon propos s'est organisé autour de cinq axes. Le premier, celui de l'atemporalité a déjà pris place dans l'histoire clinique de Jérôme : atemporalité d'effractions toujours actuelles y compris dans leurs effets, « évènements » en attente d'élaboration, souvent vécus comme non encore advenus et laissant des « blancs ».

II. TRAUMA ET CONSERVATION

Mon deuxième axe traitera maintenant de la nécessaire conservation en soi du trauma y compris dans ses effets de déliaison. Aussi paradoxal que cela puisse paraître au premier abord, la déliaison fonctionne comme gardienne de vie ou de survie. Freud distingue la peur et l'angoisse de l'effroi pour indiquer que celui-ci saisit le sujet face au traumatisme. L'effroi gèle l'évènement en l'état et, comme par glaciation, le conserve, quitte à le fragmenter. Les rêves traumatiques illustrent cette question de l'excès et, selon Freud, répètent indéfiniment le trauma. Jérôme fait des rêves de chaos, d'explosions de morceaux disparates ; les éclats qui en subsistent de façon disséminée mais pénétrante sont des objets bizarres au sens de Bion. A propos d'une visite à l'hôpital, il dit : « la porte des comas, big bang, une guerre va éclater, je vis en partiel dans la vie ». Il évoque ses réveils brutaux à quatre heures du matin comme si ce rythme était inscrit dans une horloge interne. Selon P. Fedida, ce type de cauchemars, de réveils, ne délivrent rien si ce n'est un langage crypté, sauvegardant à l'intérieur ce qui est vital pour la vie psychique. C'est un arrêt sur image, proche de ce qu'écrit J. Semprun qui, dans ses moments de distraction, de rêverie, est replongé dans la réalité du camp : « il n'existe rien hors du camp [1] ».

1. Jorge Semprun, *L'écriture ou la vie*, Gallimard, coll. « Folio ».

La destructivité de Jérôme dévoile le danger que recèlent pour lui la levée des clivages, l'accès aux souvenirs. Ces clivages maintiennent des zones séparées, ce qui permet d'éviter la contamination par des affects trop douloureux. La déliaison a donc fonction de conservation de l'effraction dans un but d'auto-conservation mais dans le registre de la survie plutôt que dans celui de la vie. Jérôme cherche à se créer un nouveau personnage, sans doute dans l'espoir de faire disparaître le Jérôme de l'accident, et cela au moyen de rencontres indéfiniment renouvelées de femmes à séduire. Il paraît vouloir reconstituer un puzzle, recoller des bouts d'histoire constitutifs d'identité, mais ce sont des tentatives de reconstruction sur des fondations ruinées, ignorées et conservées comme telles.

Néammoins, Jérôme écrit. Voici ce qu'il dit de cette activité : « En écrivant, je comble l'oubli. » Cette écriture me paraît être désidentifiante d'un univers de chaos, de destruction, presque dépsychotisante, comme un procédé autocuratif. C'est également en termes de « lutte contre l'oubli » qu'il avait défini sa cure.

C'est la haine exprimée et interprétée dans le transfert qui va lui permettre de revivre des émotions gelées et par là d'instaurer de la liaison qui ne soit pas néantisante, qui ne le ramène pas seulement au chaos. L'objectif désigné de lutte contre l'oubli est en cours de réalisation ; Jérôme se souvient, il va pouvoir oublier ; cela pourra fabriquer du passé.

Un autre patient met lui aussi en évidence la fonction vitale pour sa vie psychique de la conservation des scènes traumatiques. Il s'agit d'un jeune homme asiatique passé par l'expérience des camps, par la terreur, par la perte de son père et par l'émigration en France. Pendant une séance de psychodrame, il tient son propre rôle de petit garçon de deux ans parlant le chinois, avec un prénom chinois, alors que je joue son double aujourd'hui à 25 ans, de jeune homme avec un prénom français ; je lui dis au cours du jeu « combien ce petit garçon m'encombre pour avancer dans la vie, pour entreprendre, devenir un homme important » ; il me répond d'une toute petite voix : « Je dois conserver » ; en même temps, il se touche la poitrine en désignant l'intérieur de son corps comme le lieu de préservation sans paroles de ce passé traumatique encrypté, même pas exprimable dans la langue de son enfance. Ce passé toujours présent, à sauver à tout prix, vital pour continuer à survivre, dont il ne peut se délivrer en mots, est constitué de parties mortes, incorporées ; l'introjection en paraît impossible. Pour ce jeune Asiatique, il est vital de conserver du mort en lui. La perte en est inacceptable. Cette « livre de chair » gelée qu'il désigne dans sa poitrine, c'est toute son histoire immobilisée dans un univers figé. Le dégel entraîne bien souvent des catastrophes ou fait apparaître des cadavres bien conservés qu'il est parfois dangereux d'exhumer.

Je soulignerai au passage que les troubles de la pensée décrits par Bion ont des effets non discriminants comparables à ceux que l'on constate dans la clinique des traumatismes.

Je citerai à contrario « l'effort pour garder sa tête » d'un patient libanais aux prises avec les bombardements à Beyrouth. Dans ce cas, il s'agit non pas des effets après-coup du traumatisme mais d'un travail psychique destiné à empêcher la constitution même du trauma. Pour continuer à penser malgré les effets fragmentants des explosions, ce garçon est amené à compter les bombes en les différenciant en bombes d'origines diverses, « celles de l'armée libanaise, les syriennes, les israéliennes ». Nous avons là un exemple de la nécessité du surinvestissement de la réalité dans sa dimension factuelle comme moyen de combattre les effets dévastateurs de cette réalité sur le plan psychique : ceci est développé par H. Vexliard [1]. Cette discrimination des bombes qui fait office de pare-excitation permet la formation d'une angoisse-signal et maintient un travail de pensée, une représentation de la réalité. Une forme de maîtrise s'exerce sur le danger externe afin d'éviter le risque d'explosion interne.

Le surinvestissement de la réalité la rend plus prévisible : est-ce une transformation d'éléments bêta en éléments alpha au sens de Bion ?

III. LA BARBARIE DANS LA CURE

J'aborderai maintenant le troisième axe de cette recherche en traitant de la barbarie dans la cure, du pouvoir-vivre et du savoir-vivre post-traumatiques. J'emprunte ce terme de « savoir-vivre » à Primo Levi. Ce dernier parle de « l'université du camp », d'un savoir arraché à cet univers de mort. Le savoir qui a permis à Jérôme de demeurer vivant, comment peut-il accepter de le questionner dans un travail analytique, de le partager avec un analyste ? Le projet annoncé de lutte contre l'oubli ne suffit pas pour que soit supportée une nouvelle expérience de dépendance, pour que soient recherchées les traces des pertes subies, pour que soient reconnues les atteintes corporelles et sensorielles. W. Benjamin écrit :

1. H. Vexliard, « Sous l'emprise totalitaire d'Agota Kristof », dans le même volume.

« Il n'y a pas de document de la culture qui ne soit en même temps un document de la barbarie. » Même si elle peut faire accéder à une autre culture, l'analyse reste une expérience barbare. Jérôme le dit à sa façon quand il quitte mon bureau en m'y laissant en dépôt sa morbidité.

L'histoire familiale avait-elle eu un statut de réel, potentialisé par l'après-coup de son accident ? Dans son cas, l'histoire collective a-t-elle eu un effet métaphorisant dans la cure ? Identifier les nazis aux agents de son propre traumatisme, toujours actuel dans ses effets, vise à rendre moins anonyme ce qui lui est arrivé et l'inscrit dans l'histoire de sa famille qu'il appelle « la mémoire du monde ». Dans le transfert, qu'il vit comme totalitaire, persécuteur, et par là, à rejeter, une expérience de haine lui est rendue possible : la haine fait vivre. Antelme écrit : « ils avaient l'estomac vide mais à défaut d'autre chose, la haine occupait ce vide [1] ». Jérôme m'expliquera : « ce qui est pire que la haine, c'est l'indifférence, c'est là ce qui fait mourir ». Ferenczi insiste sur la nécessaire remise en jeu du traumatisme dans le temps de la séance ; l'analyste est convoqué au présent. Il ne peut se soustraire à cette actualité.

Mes maux de dos, la haine de Jérôme, la violence de ses départs de séance témoignent de cette actualité. C'est ainsi que je me représente son « fascisme » (en reprenant son vocabulaire) envers le travail que nous poursuivons. Primo Levi écrit : « la haine c'est l'altérité ». L'expression de la haine vise-t-elle dans cette cure à faire surgir de l'altérité ? Est-il possible de sortir d'une situation traumatique autrement que par la traversée d'une situation totalitaire dans le transfert ?

Le jeune homme asiatique dont j'ai déjà parlé a utilisé

1. R. Antelme, *L'espèce humaine*, *op. cit.*, p. 143.

le terme de « forcing » pour désigner aussi bien l'exercice d'incorporation de la langue française que pour qualifier la psychothérapie. Le terme de forcing me paraît illustrer tout autant l'effraction traumatique que le caractère violent et forcé de la réintrojection dans le transfert.

Le maintien de clivages conservateurs, impossibles à abandonner, le contraint à ne pas prendre en compte les effets du « forcing » pulsionnel dû à l'irruption de la génitalité à l'adolescence.

IV. L'INDIVIDUEL ET LE COLLECTIF

Mon quatrième axe développe la question de l'individuel et du collectif. Dans les camps, ces catégories sont effacées, elles s'écrasent entre elles, même si des traces en subsistent chez certains déportés, ce que j'évoquerai plus loin.

Selon H. Arendt, « la terreur et son cercle de fer, la destruction de la pluralité des hommes, la création de l'Un à partir du multiple, d'un Un qui agira infailliblement comme si lui-même participait du cours de l'histoire ou de la nature..., cela signifie que la terreur exécute sur-le-champ les sentences de mort que la Nature est censée avoir prononcées contre les races et les individus "inaptes à vivre", ou l'Histoire contre les "classes agonisantes", sans attendre que la nature ou l'histoire elles-mêmes suivent leur cours plus lent et moins efficace [1] ».

Ce Un totalitaire, globalisant et non pas unifiant, a pour effet l'annulation, l'anéantissement du lien social. Il

1. H. Arendt, *op. cit.*, pp. 212 et 213.

désigne l'univers d'indifférenciation dans lequel sont plongés les détenus. Ils ne se voient plus les uns les autres, ils deviennent des numéros.

L'interdiction de tout lien groupal caractérise un collectif organisé pour la destruction. Dans ces foules des camps, il est sans cesse question de dénombrement, de masse indéfinie si ce n'est par le comptage. Dans l'univers concentrationnaire, une personne ne compte pas ; pourtant on compte beaucoup mais par milliers.

Antelme écrit : « On ne peut pas être plus indifférent que dans le dénombrement... toute proposition d'organisation avait été systématiquement repoussée... parce qu'il fallait réduire en nous toute volonté d'organisation collective [1]. »

Le dénombrement est un autre mode d'assujettissement. Ne pas répondre à l'appel, c'est être déjà mort ou condamné à être tué immédiatement. Il me paraît que, pour les déportés, le comptage ne permet pas d'évaluer la quantité de morts. Sans cesse arrivent de nouveaux détenus. La confusion règne.

J. Améry souligne la situation paradoxale de la présence massive de la mort et de son absence de représentation. Il écrit : « Des hommes mouraient partout mais la figure de la Mort avait disparu... Les coordonnées des systèmes de références traditionnels s'effondraient. La beauté, ce n'était qu'une illusion. La connaissance s'avérait n'être qu'un jeu de l'esprit. La mort se cachait jusqu'à être partout totalement méconnaissable [2]. »

Les détenus veillent à ne pas se laisser contaminer par l'anti-idéal collectif incarné par les « musulmans », ceux qui ont abandonné le combat. Ces derniers représentent

1. R. Antelme, *op. cit.*, pp. 36 et 92.
2. J. Améry, *op. cit.*, p. 32.

l'adéquation à l'idéal de destruction SS. J. Améry les décrit ainsi : « Celui qu'on appelait le "musulman" dans le jargon du camp, pour désigner le détenu qui cessait de lutter et que les camarades laissaient tomber, n'avait plus d'espace dans sa conscience où le bien et le mal, le noble et le vil, le spirituel et le non-spirituel eussent encore pu s'opposer l'un à l'autre. Ce n'était plus qu'un cadavre ambulant, un assemblage de fonctions physiques dans leurs derniers soubresauts [1]. »

Dans cette foule, cette masse, ce magma, comment se différencier ? Comment résister à l'écrasement subi et infligé ? Comment maintenir un espace interne, garder du soi et de l'autre différenciés, ne pas sombrer dans l'indifférence ?

Pour M. Blanchot : « Le camp ne renferme qu'un enchevêtrement sans liens d'hommes Autres, un magma d'autrui face à la puissance du Moi tueur, lequel ne représente rien que le pouvoir inlassable de tuer. Entre les hommes Autres et ce Moi de puissance aucun langage n'est possible mais entre eux-mêmes il n'y a non plus nulle possibilité d'expression... alors chacun n'a plus d'autre rapport avec les mots que cette retenue de la parole, qu'il lui faut vivre solitairement [2]. »

Le trauma, qu'il soit collectif ou individuel, est massifiant en même temps que fragmentant : le mode de rassemblement des éclats du chaos ne produit ni ordre ni différenciation ; c'est un magma en activité qui poursuit une œuvre de destruction. D. Hurvy [3] montre comment, pour P. Levi, son savoir de chimiste lui permet d'intro-

1. J. Amery, *op. cit.*, p. 32.
2. M. Blanchot, *op. cit.*, p. 198.
3. D. Hurvy, « Primo Levi et la question du meurtre », dans ce même ouvrage.

duire un ordre requalifiant dans le chaos issu de l'univers concentrationnaire.

L'idéal collectif a-t-il fonction d'auto-conservation, de moyen de lutte contre le chaos par l'intermédiaire de la Kulturarbeit ? Porté individuellement par ceux qui le peuvent, l'idéal collectif est constitué par le devoir sacré de vivre. M.-F. Laval [1] développe cette question en termes de surmoi, gardien de la survie. Nous définirons la Kulturarbeit comme un appui de l'individuel sur l'impersonnel de la phylogenèse en nous référant aux travaux de N. Zaltzman [2] à propos de ce concept freudien. Cette fonction de la Kulturarbeit comme fondation commune à l'espèce humaine nous semble primordiale dans des conditions totalitaires qui imposent un écrasement, une agglutination de l'individuel et du collectif.

L'attention portée à vivre au travers des gestes quotidiens, le maintien des fonctions corporelles servent d'idéal collectif unifiant face à celui, destructeur voulu par les SS. J'en parlerai davantage en traitant plus loin de l'articulation psyché-soma.

« Une de nos vies a été interrompue pendant qu'on marchait » : Antelme souligne que la vie est un patrimoine commun partagé par tous les détenus. Il découvre le plus petit dénominateur commun, en même temps primordial, « la revendication presque biologique d'appartenance à l'espèce humaine [3] ».

Pour J. Améry, « l'homme croyant au sens le plus large du terme... se dépasse lui-même. Il n'est plus prisonnier de son individualité, il fait partie d'un continuum

1. M.-F. Laval, « Du fonctionnement psychique de survie dans l'univers concentrationnaire », dans ce même ouvrage.

2. N. Zaltzman, « Perdre la face. Narcissisme et Kulturarbeit », *De la guérison psychanalytique*, PUF, collection « Épîtres », 1998.

3. R. Antelme, *op. cit.*, p. 234 (et p. 11).

spirituel que rien n'interrompt même à Auschwitz... croyants et marxistes se dépassaient, se projetaient dans l'avenir. Ce n'étaient pas des monades sans fenêtres, ils restaient ouverts, tout grands ouverts sur un monde qui n'était pas celui d'Auschwitz [1] ».

D. Rousset [2] montre comment l'engagement politique a permis dans certains camps la mise en place d'une organisation de résistance et ce, particulièrement, à Buchenwald.

Le fil de ce travail sur le trauma individuel et le trauma collectif porte sur l'individuation, la différenciation maintenue, nécessaires à la vie. Tous les auteurs, dans leurs témoignages de l'univers concentrationnaire, parlent de la nécessité de garder un ailleurs. Il faut continuer à savoir qu'il y a de l'ailleurs constitutif de l'autre en soi pour démentir l'image du même anonyme, image démultipliée, imposée, celle que le regard immédiat renvoie. Il s'agit de se désidentifier d'une place assignée de déchet, d'une place à laquelle on est soumis.

M. Blanchot l'écrit en ces termes : « ... Chacun s'est trouvé... comme privé de soi et contraint d'être autrui pour soi-même [3]. »

Chacun conserve cet ailleurs comme il peut : certains dans une culture politique, d'autres dans une croyance religieuse. L'importance de la langue, le repérage de signes comme le vent d'Ouest qui échappe au pouvoir des SS, le sigle SNCF aperçu sur des wagons, etc, en sont d'autres modalités. Le point commun, le but, de ces différents recours, de ces diverses formes d'appel au collectif, c'est de continuer à faire partie d'un ensemble autre que

1. J. Amery, *op. cit.*, pp. 39 et 40.
2. D. Rousset, *Les jours de notre mort*, Éditions de Minuit.
3. M. Blanchot, *L'entretien infini, op. cit.*, p. 198.

celui du camp. Le camp représente l'absolue non-appartenance au monde. Garder un ailleurs crée une nécessaire différence à soi-même, une altérité interne vitale. L'appel au collectif fonde l'inscription dans la communauté humaine. C'est ce qui fait sortir du magma.

Antelme insiste sur le sentiment d'identité ressenti de façon fulgurante quand on lui passe un petit morceau de miroir dans lequel il retrouve les traits de son visage : « Ici ce qui apparaissait des autres c'était bien, en définitive, une figure à peu de chose près collective et anonyme. D'où cette sorte de seconde faim qui nous poussait tous à chercher à nous retrouver par le sortilège du miroir... Ce dimanche-là, je tenais ma figure dans la glace. On n'était pas comme ça ici. On n'était comme ça que dans la glace, tout seul, et ce que les copains attendaient avec envie, c'était ce morceau de solitude éclatant... On faisait la queue pour ce morceau de solitude. Et pendant qu'on l'avait en main, sa solitude, les autres vous harcelaient [1]. »

A travers ces lectures et l'utilisation par Jérôme de son appréhension du nazisme, nous poursuivons une recherche de représentabilité. Il s'agit de trouver une langue autre, un appareil de représentation qui reste à qualifier. L'expérience traumatique est ce qui ne se figure pas, même si elle laisse des traces mnésiques ineffaçables. La solitude qui accompagne tout trauma isole, même s'il s'agit d'expériences vécues collectivement. Isolement et désolation vont de pair selon H. Arendt. Il faut le raccordement à l'espace public pour qu'un sujet puisse sortir du trauma.

L'importance du partage avec d'autres me paraît être illustrée par la phrase d'un patient psychotique dans un

1. R. Antelme, *op. cit.*, p. 58.

groupe thérapeutique : « Dans ce groupe, c'est bien, on mange de la personne. » Il exprime là non l'aspect d'incorporation cannibalique mais le caractère nourrissant et humanisant de l'échange avec d'autres de l'espèce humaine.

La sensibilité exacerbée de Jérôme aux évènements politiques de nature fasciste ou raciste lui tient lieu d'idéal collectif. Il a été fasciné par la Bande à Baader qui lui permettait, dit-il, de « changer la réalité ». Cette préoccupation du politique lui permet de maintenir à l'écart, de maintenir clivés, circonscrits, non disséminés, les effets de destruction du coma. Dans le processus cumulatif des traumatismes dont il est porteur, il n'y en a qu'un que Jérôme reconnaisse comme tel : la déportation. Il démassifie le chaos du coma en se donnant une origine autrement qualifiante que celle d'être désigné comme l'enfant de l'accident. Il ne sera pas *l'enfant engendré par l'accident* mais le descendant de déportés. Son traumatisme comporte le risque de venir prendre statut de scène originaire.

V. PSYCHÉ-SOMA

La dernière partie de mon article porte sur l'articulation psyché-soma. Je rappellerai que dans les camps, le devoir sacré c'est de vivre : la sauvegarde du corps en est la condition et présentifie l'investissement du patrimoine partagé de l'espèce humaine. J'ai été frappé dans ces textes par la précision des descriptions concernant le corps. Elles attestent du prix attaché à des fonctions corporelles habituellement reléguées : dans les camps, les latrines deviennent des lieux de convivialité, de chaleur... Cette attention témoigne du maintien d'un lien libidinalisé au corps. Elle rappelle les explorations corporelles faites par les nourrissons et la vigilance des vieillards aux gestes quotidiens. Pourrait-on parler ici d'une sorte de « préoccupation maternelle primaire » pour soi qui permet de ne pas mourir ?

M. Schneider, reprenant *L'Esquisse,* souligne « une sensorialité d'emblée étudiée dans sa fonction d'ouverture à l'autre... l'autre qui préside à cette rencontre est ce Nebenmesch, littéralement l'« être proche » auprès de qui l'être humain apprend à reconnaître [1] ». Dans les camps, son propre corps est ce Nebenmesch pour soi. Cette référence commune à l'espèce est plus efficace pour rompre l'isolement que les souvenirs d'un passé personnel, trop dangereux dans ce contexte de désolation.

P. Aulagnier insiste sur le discours culturel commun partageable, présent dès la naissance : « le porte-parole interprète le cri du nourrisson avec trois millions d'années d'histoire [2] ». Dans les camps, le maintien de l'investissement du corps est la condition nécessaire à la poursuite d'une activité de pensée minimale, faute de quoi on « tombe hors du monde ». En me référant au concept de pictogramme, je dirai que la pensée se réfugie, comme aux premiers moments de la vie, dans des représentations référées au modèle sensoriel. Ce mécanisme, propre à la constitution du processus de pensée, s'inscrit dans une perspective tant ontogénétique que phylogénétique. Se maintenir en vie dans ces situations extrêmes de destruction dépend de l'activité de représentation du processus

1. M. Schneider, Intervention aux Journées de Relaxation, 19e Année à propos de « Régression et Transfert en Relaxation ».

2. Intervention orale de C. Castoriadis aux Journées organisées par le IVe groupe sur l'œuvre de P. Aulagnier.

originaire dont P. Aulagnier indique qu'il persiste tout au long de la vie aux côtés des deux autres processus, primaire et secondaire.

Cette question de l'articulation psyché-soma peut également se penser en termes d'identification primaire freudienne. Je renverrai pour cela à l'article de G. Cerf de Dudzeele [1].

Bion utilise le modèle corporel de la digestion comme métaphore de l'appareil à penser. Cela m'évoque la description de J. Améry à propos d'un plat de semoule sucrée : « Un véritable état d'ivresse dont l'origine était physique... ma conscience fut envahie de manière chaotique et jusqu'à ras bord de contenus de livres, de fragments de musique et d'idées philosophiques que je voulais absolument considérer comme miennes [2]. » Il souligne les liens entre la satisfaction des besoins corporels et le réinvestissement momentané du plaisir de penser.

Jérôme me fait « mal au dos à l'entendre ». Je suis touché dans la verticalité de mon corps. L'essentiel du message est l'actuel de la douleur, un actuel non psychisé qui me touche en direct comme dans la sorcellerie, « phénomène magique qui saisit un sujet au corps [3] ». Jérôme m'impose de ressentir cette douleur physique : il me charge dans le transfert de « cette partie sensible clivée, brutalement détruite », tandis qu'il incarne « l'autre qui sait tout, mais ne sent rien en quelque sorte [4] » comme l'écrit Ferenczi. Sa douleur lui est étrangère. C'est après l'élaboration de la haine dans le transfert et le repérage de l'ennemi principal,

1. G. Cerf de Dudzeele, « Se maintenir en vie dans l'humaine barbarie. Le narcissisme primaire corporel », dans ce même ouvrage.

2. J. Amery, *op. cit.*, p. 33.

3. J. Favret Saada, *Les mots, la mort, les sorts, la sorcellerie dans le bocage*, Gallimard.

4. S. Ferenczi, *Psychanalyse*, 4, Payot, p. 106.

« l'indifférence qui fait mourir », qu'il commence à retrouver des souvenirs de douleur corporelle.

Je ne prétends pas que l'on puisse accéder à une mémoire du trauma lui-même, mais plutôt à une intégration, une acceptation d'un évènement catastrophique : j'assiste dans la cure à une réorganisation du sens et des sens, à des retrouvailles avec une sensorialité longtemps effacée.

Dans ce mouvement de la cure, au début, l'analyste est saisi physiquement par l'identification projective massive du patient. Cela permet bien plus tard à celui-ci de retrouver une douleur corporelle clivée jusqu'alors. L'aller retour physique-psychique, cette circulation dans la cure, m'évoquent le « saut du psychique dans le corporel... forme de psychisation du corporel [1] ». Freud paraît utiliser le terme de douleur par opposition à celui de souffrance pour définir aussi bien une douleur physique que psychique. J.-B. Pontalis écrit à ce propos : « Faut-il reconnaître à la douleur la valeur d'une expérience irréductible ?... Il n'y a pas ici métaphore à savoir création de sens, mais analogie, transfert direct d'un registre à l'autre : ce sont les mêmes mots qui sont utilisés, les mêmes mécanismes qui sont invoqués. Comme si, avec la douleur, le corps se muait en psyché et la psyché en corps [2]. »

La douleur physique peut aussi permettre de circonscrire la douleur psychique, de la localiser dans le corps : ainsi un autre patient, Philippe, suivi dans un groupe, institue un clivage obligatoire entre le passé de son expérience infantile et l'actuel de sa vie en disant : « On ne se parle pas entre gens de générations différentes ». Quand il

1. N. Zaltzman, *De la guérison psychanalytique, op. cit.*, p. 20.

2. J.-B. Pontalis, *Entre le rêve et la douleur,* Gallimard, coll « Tel », pp. 255 et 261.

va mal, il a mal aux pieds. C'est uniquement là qu'est localisée la douleur psychique. Il lui faut une double étanchéité passé/présent, psychique/physique. Son mal aux pieds, il ne parvient même pas à le relier aux sensations douloureuses de ses pieds d'enfant gercés par la neige pendant la guerre. Cette douleur physique chronique constitue la seule trace d'une douleur psychique non ressentie. Le clivage la maintient étrangère à lui-même, à son histoire.

CONCLUSION

En conclusion, j'insiste sur le lien langage, corps, écriture, qui me semble constituer l'un des modes d'inscription de la Kulturarbeit.

M. Enriquez évoque « l'écriture représentative, une écriture qui joint le geste à la parole, rétablit une cohérence, un lien entre le geste et le mot... Le recours à l'écriture face au silence comme nécessité vitale quand le sujet se trouve confronté à un univers carcéral ou à une expérience d'exclusion qui joue pour lui comme une castration du sens, annihile la possibilité de tout projet sinon celui de survivre coûte que coûte [1] ».

Déjà A. Artaud écrivait dans *Le théâtre et son double* rédigé durant la période 1930-1936 :

« Jamais, quand c'est la vie elle-même qui s'en va, on n'a autant parlé de civilisation et de culture. Et il y a un étrange parallélisme entre cet effondrement généralisé de la vie qui est à la base de la démoralisation actuelle et le

1. Micheline Enriquez, *Aux carrefours de la haine*, Desclée de Brouwer, coll. « Épi », p. 217.

souci d'une culture qui n'a jamais coïncidé avec la vie, et qui est faite pour régenter la vie.

Avant d'en revenir à la culture je considère que le monde a faim, et qu'il ne se soucie pas de la culture ; et que c'est artificiellement que l'on veut ramener vers la culture des pensées qui ne sont tournées que vers la faim.

Le plus urgent ne me paraît pas tant de défendre une culture dont l'existence n'a jamais sauvé un homme du souci de mieux vivre et d'avoir faim, que d'extraire de ce que l'on appelle la culture, des idées dont la force vivante est identique à celle de la faim.

Nous avons surtout besoin de vivre et de croire à ce qui nous fait vivre et que quelque chose nous fait vivre, et ce qui sort du dedans mystérieux de nous-même, ne doit pas perpétuellement revenir sur nous-même dans un souci grossièrement digestif.

Je veux dire que s'il nous importe à tous de manger tout de suite, il nous importe encore plus de ne pas gaspiller dans l'unique souci de manger tout de suite notre simple force d'avoir faim...

... Ceci dit, on peut commencer à tirer une idée de la culture, une idée qui est d'abord une protestation.

Protestation contre le rétrécissement insensé que l'on impose à l'idée de la culture en la réduisant à une sorte d'inconcevable Panthéon ; ce qui donne une idolâtrie de la culture, comme les religions idolâtres mettent des dieux dans leur Panthéon.

Protestation contre l'idée séparée que l'on se fait de la culture, comme s'il y avait la culture d'un côté et la vie de l'autre ; et comme si la vraie culture n'était pas un moyen raffiné de comprendre et d'exercer la vie [1]. »

1. A. Artaud, *Le théâtre et son double,* Gallimard, coll. « Folio Essais », pp. 11, 12 et 15.

Sous l'emprise totalitaire d'Agota Kristof

HÉLÈNE VEXLIARD

ARGUMENTS POUR UNE CONSTRUCTION

Agota Kristof n'a sûrement pas voulu faire œuvre psychanalytique en écrivant une histoire de jumeaux dans : *Le Grand Cahier, La Preuve* et *Le Troisième Mensonge.*

Et pourtant, au travers d'un procédé littéraire puissant et terroriste qui tend à déstabiliser le lecteur, à l'égarer, à l'« *isoler* » au sens où l'entend H. Arendt [1], les grands concepts métapsychologiques semblent bien figurer, et d'une façon très singulière, dans la trame de ce récit insaisissable, tissé dans une sorte de lapsus d'écriture, sous des formes mal déchiffrables, aussi complexes et insistantes que dans l'histoire d'un analysant. Composé en filigrane des modes de subversion propres au totalitarisme, ce roman s'est imposé à ma lecture comme une figuration littéraire forte de ce système. Je vais dégager :

– *Les effets* inattendus d'une *lecture* qui suscite une angoisse aliénante, analogue à l'angoisse d'essence totalitaire. Ces effets d'emprise ont pu engager à en analyser

1. Hanna Arendt, « Idéologie et terreur », *Le Système totalitaire*, Paris, coll. Seuil, « Points », 1972.

la portée, à en repérer les impacts, et à rechercher un recours d'ordre défensif, voire thérapeutique, dans une construction interprétative constituée par cet article : comme une visée d'élaboration contre une visée de paralysie psychique, pour tenter de trouver ce que révèle cet écrit, et du système totalitaire, et du totalitarisme en chacun de nous.

– *Les effets* déshumanisants du *totalitarisme* :

• *dans* la négation de l'existence même de la réalité psychique individuelle et des motions inconscientes ;

• *par* un surinvestissement très particulier de la « réalité » apparemment objective qui exclut la dimension du désir et des affects.

– Les *tentatives de résolution* de ces effets aliénants pour garder une vie psychique relative contre l'angoisse persécutrice et la menace d'engouffrement dans la psychose, par un entrelacs de *clivages du Moi* à double tranchant, mais seul recours possible contre une somme de douleurs inintégrables, d'oppressions paradoxales, de peur ingérable, clivages figurés ici à la fois :

• par la gémellité très spécifique, dessinée dans le roman entre le sujet et l'objet, le monde interne et le monde externe ;

• par des distorsions opérées, non seulement sur les fonctionnements endopsychiques de l'individu, mais sur sa perception même de la réalité externe.

Ainsi pourra apparaître, de façon implicite ou explicite, que la persécution totalitaire, aussi bien que les systèmes défensifs que l'inconscient lui oppose, concernent autant l'homme privé que l'homme social et le psychanalyste.

Le pouvoir de fascination du roman se tient à la jonction d'une lecture apparemment très facile et d'une machinerie littéraire qui ligote peu à peu le lecteur pour lequel n'est aménagé aucun espace de complicité. Il s'agit bien là d'une véritable offensive totalitaire sur la pensée et les affects, une sorte de lavage de cerveau qui cherche à imposer des fictions comme réelles, et inversement à faire croire que ce qui arrive réellement est un rêve. On ne sait jamais où se situent l'imaginaire, le fantasme et la réalité dite objective, ni même si « réalité » et « non-réalité » sont ici identifiables comme telles. De ce fait on y perd ses propres repères identificatoires. La seule *réalité partageable* avec les personnages et avec l'auteur, c'est l'instant pour l'instant, tellement fugace qu'on doute de son existence même ; parce qu'à chaque événement, chaque drame, l'auteur fait peser le doute. A peine a-t-on l'impression d'avoir compris un système que l'on se retrouve aussitôt dans un autre où la logique précédente ne s'applique plus.

Ce processus de broyage inexorable s'accélère progressivement jusqu'au vertige. C'est un agencement sans fin de mensonge dans le mensonge, comme dans les systèmes totalitaires, où le mensonge est imposé comme vérité officielle et la « vérité » comme mensonge. Le livre lui-même est un système totalitaire, il en figure parfaitement le projet de déshumanisation et le lecteur devient l'objet persécuté de cet ouvrage d'une grande maîtrise littéraire, écrit avec un minimum de moyens, au style très efficace et d'une austérité sans faille : conforme à l'organisation qui régit le totalitarisme.

Le lecteur est mis à mal dans sa compétence à reconnaître ses propres affects. Il perd peu à peu ses repères et s'aperçoit, pour peu qu'il s'interroge, qu'il est embarqué dans un processus d'aliénation. C'est ainsi que ce livre m'est apparu comme un instrument pour parler du totalitarisme et de ce qu'il révèle en chacun de nous de cette dimension psychique commune à tous, commune aussi à l'analysant et au psychanalyste, quand le totalitarisme qui peut se vivre dans la cure entrave l'analyste comme le patient, au risque de priver ce dernier de l'accession à sa réalité psychique.

Parler du totalitarisme n'est habituellement possible qu'au sein d'un discours qui par définition vise à le méconnaître. Tout discours suppose en effet une *prise de distance*, une *pensée sur*, un *à propos de*. C'est une activité psychique qui ne peut en aucun cas rendre compte du totalitarisme dans la mesure où *elle n'y existe pas*. Elle se constitue d'emblée en symptôme de l'angoisse à parler du totalitarisme. Cet écueil chez Agota Kristof est parfaitement éliminé puisqu'elle ne « pense » pas le totalitarisme. Elle nous y plonge par surprise, insidieusement et inéluctablement.

Pour étayer les trois tentatives d'interprétation qui seront proposées, il convient de présenter le thème de base du roman.

L'auteur, Hongroise de naissance, a écrit en français une histoire de jumeaux qui se déroule semble-t-il sur une quarantaine d'années et durant les trois tomes de leurs aventures. Je rappellerai seulement le thème du premier volume sur lequel repose tout le sens, les sens multiples et l'essence du roman, et ne citerai guère que les titres des tomes suivants pour montrer comment ils disent que la boucle infernale est bouclée.

Il s'agit donc de deux jumeaux, âgés d'une dizaine d'années sans doute, très beaux et très blonds qui, au cours d'une guerre, sont confiés, voire abandonnés, dans une petite ville frontière par leur mère très aimée à une grand-mère aussi laide que sale et méchante, au sein d'un monde de peur et de souffrance. La guerre n'a pas de nom, le pays non plus, pas plus que la ville ni les deux enfants... ni la peur.

A seule fin scolaire semble-t-il, les jumeaux décident d'écrire dans un cahier qui restera secret ce qu'ils font et ce dont ils sont témoins. Ils appellent ces devoirs auto-imposés « *cours de composition* ». Seulement leurs petits récits seront écrits suivant une règle qui ne devra souffrir aucune transgression : sur un thème donné à chacun par chacun, il s'agira de *décrire* ce qui est *vu, entendu* et *agi*, à l'exclusion de toute remarque, de tout terme qui pourrait évoquer une pensée, un sentiment, un éprouvé, un jugement. C'est ce qu'ils appellent le *« vrai »* et que nous pouvons déjà traduire par *réalité extérieure* à l'exclusion du faux (terme qui n'est pas employé) et qui est la *réalité psychique.* Nous verrons plus loin de quelle manière.

Si le texte est conforme à cette règle absolue, le jumeau correcteur note *« bien »* et on recopie le texte dans le cahier. Si le texte n'est pas conforme, le jumeau correcteur note « *pas bien* » (le mot « mal » n'est pas employé), et le texte est *brûlé.* Cette démarche n'est dévoilée qu'au XIIe chapitre, celui où l'on découvre que le contenu de ce « *grand cahier* » d'écolier est en fait le premier tome du roman.

Outre qu'ils écrivent, ces enfants laissent aussi le lecteur constater que dans leur vie ils se contraignent non seulement à ne *rien exprimer* mais aussi et surtout à ne *rien éprouver* dans leur corps, ni le bon, ni le mauvais, à ne rien penser non plus, à ne rien sentir, autant sans doute pour ne pas souffrir que pour ne pas se trahir.

A cet effet, ils pratiquent des « *exercices d'endurcissement* » du corps et de l'esprit, de « *mendicité* », de « *surdité* », de « *cécité* », exercices de « *jeûne* » aussi, de « *cruauté* », d'« *immobilité* », tous décrits méthodiquement selon les règles établies pour la composition du *grand cahier.*

On croit repérer que ces exercices ont pour mission d'éviter les pièges que sont la souffrance, le jugement, la tendresse. Et c'est du côté de la tendresse que ces moyens de défense, si sévères et impératifs qu'ils puissent paraître, révèlent une faille aussi ténue qu'impardonnable dans laquelle s'engouffrera, anarchique et ingérable, tout le cortège des motions interdites, éliminées, déniées : au cours d'un exercice de mendicité, une femme en passant leur caresse les cheveux. « En rentrant, nous jetons dans l'herbe haute qui borde la route les pommes, les biscuits, le chocolat et les pièces de monnaie. La caresse sur nos cheveux est impossible à jeter. »

Pénétrant plus avant dans la machinerie, il apparaît que :

– La censure ainsi exercée évoque un véritable *diktat* qui ne supporte pas le moindre écart sous peine de destruction, de mort ou d'anéantissement.

– Elle évoque aussi un moyen de *défense*, par l'artifice du seul recours à la réalité extérieure surinvestie, moyen tragique et mutilant, inventé pour *survivre* là où aucune *participation* n'est possible, aucune identification, aucune pensée ni expérience personnelle et partageable, aucun mouvement pulsionnel lié.

Ainsi le procédé utilisé par les jumeaux est à la fois un régime totalitaire intériorisé et un moyen de défense, totalitaire lui aussi, imaginé contre ce régime. L'ensemble paraît bien figurer l'intégration psychique complète du système totalitaire où *obéissance et résistance se trouvent confondues*. Ce type de censure rappelle aussi comment un régime totalitaire sait contraindre l'homme, dès l'enfance – puisqu'il semble ici s'agir d'enfants – à ingérer et à s'approprier des effets de destruction psychique engendrés par une organisation qui vise l'inconscient humain comme *faiseur d'identité.*

Les auteurs, littéraires et sociologues, qui ont écrit à propos du totalitarisme, ont en commun de n'être pas nés dans une organisation totalitaire, ou d'en être sortis et d'écrire pour tenter de faire partager leur expérience. Agota Kristof ne laisse rien soupçonner de sa personne à elle, pouvant même faire douter de son existence. Par le seul truchement d'une diablerie littéraire étonnamment ingénieuse, bâtie à l'extrême limite du délire intransmissible, elle bascule et nous fait basculer d'emblée dans le régime totalitaire sans commencement ni fin. C'est le règne du délire persécutif propre à ce monde-là, à la fois individuel et collectif, côté bourreau et côté victime, l'un et l'autre confondus.

– Délire persécutif individuel parce que ces jumeaux et leurs avatars pourraient aussi bien figurer la genèse d'un processus de dépersonnalisation d'ordre paranoïaque, ou d' « *aliénation* » au sens où l'entend Piera Aulagnier [1].

– Délire persécutif d'ordre collectif car ils peuvent aussi représenter à eux deux l'uniformisation collective protectrice comme une ruse psychophysiologique destinée à tromper l'ennemi : dans ce duplicata de gémellité indifférenciée, on accomplit les mêmes choses en même temps, on a faim et sommeil au même moment, on fait les mêmes rêves. On dit « *nous* » ou « *l'un de nous* », jamais « je » ni « tu » ; et lorsqu'on croit dans les tomes suivants pouvoir distinguer les jumeaux, ils n'en deviennent que moins identifiables. Et s'il y a bien parfois de l'homme-sujet, à peine aperçu il est déjà ailleurs ou dédoublé. Sous couvert d'une distanciation de type brechtien avec ses

1. Piera Aulagnier, « L'état d'aliénation », *Les destins du* plaisir, Paris, PUF, 1979.

descriptions « objectives », Agota Kristof traduit très bien l'impossibilité de toute prise de distance d'un sujet par rapport à son objet et la *vanité du recours au témoignage* dès lors qu'on se trouve piégé dans l'engloutissement totalitaire. Aucune objectivité n'y est possible, aucune *objectivation,* et par là aucune *subjectivation.*

Au cours des deux derniers volumes, l'opacité infernale dans laquelle on se perd correspond justement à *l'attente d'un Je* qui serait sujet. L'attente est vaine, et ce *Je* n'arrive pas, au terme d'une trame de destins confus qui ne s'accomplissent jamais. Et le lecteur, peu à peu dépossédé de toutes ses ressources de participation, quittera l'ouvrage à la fois exclu et phagocyté, sommé alors, pour se retrouver, de s'engager dans une démarche d'interprétation.

Tenter d'analyser quelques aspects de cet objet littéraire relève moins de la fascination et de la curiosité des psychanalystes pour les grands créateurs que de la nécessité de se « guérir » soi-même quelque peu de l'angoisse qu'il suscite. La démarche peut avoir un effet salvateur pour le lecteur, rivé qu'il est par ce scripteur machiavélique en deçà de ses repères d'« adulte », dans un système littéraire aliénant qui ne lui permet aucune *liaison* entre le surgissement de pulsions diffractées et son propre système structurel et pulsionnel.

Dans la complexité des voies de réflexion possibles, je proposerai ici les trois interprétations suivantes :

I. Par les seuls *titres* de la trilogie, le thème de *l'enrôlement du lecteur* visé par l'auteur.

II. Une fiction sur la gémellité des héros d'Agota Kristof : une sorte de *mythe gémellaire* que j'ai perçu ou imaginé comme un être désastreusement idéal, une entité non œdipienne obtenue par clonage expérimental pour les besoins du fonctionnement totalitaire ; mais aussi comme un être inconsistant et inutilisable par le pouvoir, résultat d'un camouflage pour assurer une défense imparable.

III. Le surinvestissement de la *réalité extérieure* par l'écriture. Réalité transformée en une factualité apparemment objective, comme figuration d'un moyen de pression du totalitarisme, qu'il soit politique ou privé, pour attaquer l'idée même que l'être humain a un inconscient avec son système pulsionnel. Cet investissement est aussi une forme de résistance pour maintenir quelque chose de l'histoire inconsciente du sujet, quand l'éradication de toute réalité psychique tend à réduire l'individu à l'état d'objet végétatif.

De même que parler des instances psychiques n'est possible qu'en les dissociant, de même la séparation entre ces trois thèmes est artificielle. Ils sont parfaitement intriqués dans le roman.

I. POUR UNE MANIPULATION DU LECTEUR : LES TROIS TITRES DE L'ŒUVRE

Au fil de la lecture le malaise s'installe à tenter de suivre la trame anecdotique annoncée par les trois titres de la trilogie dont la bizarrerie constitue une énigme supplémentaire.

Le premier titre, *Le Grand Cahier*, n'éveille aucun soupçon puisqu'il désigne une sorte de journal tenu par les jumeaux (les enfants ne sont-ils pas couramment désignés comme innocents ?) dans lequel on vient de lire la narration de vignettes événementielles sévèrement ciselées pour raconter (à tout prix, ou sous peine de mort ?)

le vrai. Du *vrai* fait de descriptions sans style affiché, de saynètes dépourvues d'affects, à première vue gratuites voire insensées, au contenu de douleur et d'horreur, d'érotisme anarchique et d'absurdités surréalistes, livré à notre seule appréciation.

La première réaction peut être simplement de rejet chez le lecteur bien calé dans ses résistances. Pourtant, le deuxième volet du roman semblant vouloir justifier le premier, s'intitule *La Preuve*.

De quelle preuve s'agit-il ? S'il faut une preuve au premier volume qui ne semble pas en réclamer, écrit comme un témoignage au nom du vrai, c'est que nous nous sommes laissé entraîner dans une affaire suspecte. Que fallait-il suspecter ? Où est le mensonge ? Que signifie le message peu commun de ces deux enfants, étranges il est vrai, qui parlent comme des adultes – des adultes plutôt convenus – dans la parfaite maîtrise d'un langage très châtié. Rien ne les émeut ni ne les étonne.

Quelle preuve apporte donc le deuxième livre ? Nous y devinons que l'un des jumeaux devenu jeune adulte se retrouve seul. Sans doute souffre-t-il intensément de la séparation puisqu'on apprend au cours des descriptions, toujours laconiques au demeurant, qu'on vomit, s'évanouit, se pend... C'est ce qu'il arrive, de façon presque indifféremment distribuée à ce jumeau-là et à d'autres personnages de ce volet. Par ailleurs, certains dialogues disent ici les mots des sentiments (« aimer », « détester »...).

Et puis sans transition, le deuxième tome se termine sur un rapport de police auquel le caractère officiel confère bien une valeur de preuve – preuve négative toutefois – puisqu'il s'avère que tout ce que nous avons lu jusqu'alors et peut-être l'existence même des jumeaux, n'est que fiction.

La complexité s'accentue encore avec *Le Troisième Mensonge* : on y oscille constamment entre vérités hypothétiques et mensonges incertains. Intellectuellement et affectivement désorganisé, le lecteur tend à se laisser mener passivement par le rythme imposé. C'est particulièrement à ce stade qu'on se retrouve piégé dans le système littéraire, à se demander qui donc est le « héros », où se trouve le sujet du récit, et si finalement le lecteur lui-même ne serait pas le personnage principal – acteur malgré lui et victime d'un système d'écriture terroriste et démoniaque.

Une fois le livre refermé, on ne sait même pas de quel troisième mensonge il s'agit. On revient alors sur le sens possible des deux premiers titres.

N'y aurait-il comme seule explication que s'il y a un troisième mensonge, c'est que les deux autres récits sont des mensonges aussi et qu'il n'y aurait que le mensonge pour dire ces vérités-là ?

1. *Le Grand Cahier*

Si l'on examine le contenu de ce cahier d'écolier, il peut apparaître que la description des faits, si exacte soit-elle, constitue bien un mensonge en ce qu'elle est amputée de ce qui aurait dû fonder sa vérité. Il faut se rappeler que ce « grand cahier », ce sont seulement les pages qui ont été conservées, les pages « *bien* ». Le reste a été brûlé, c'est-à-dire censuré : il s'agissait là des pages qui faisaient état, si peu que ce soit, de réactions psychiques. Ce qui a été brûlé c'est donc ce qui constituait l'*étape intermédiaire*, la part psychique de la factualité, entre le stimulus venu de la réalité extérieure et la réponse psychiquement agie à ce stimulus. C'est la réponse agie au stimulus que les jumeaux appellent le « *vrai* ». Cette étape censurée est celle de *l'intégration psychique* subjective, le travail de l'Ics et du Pcs. Il s'agit de *l'élaboration psychique* d'une réalité externe, tout simplement le constituant de la réalité psychique d'un individu.

De la même façon le régime totalitaire vise à anéantir l'autonomie interne du sujet qui n'est plus censé réagir, même en privé, que par réflexes et sans élaboration préalable : J'agis sans penser. Je meurs d'un coup. Je tue tout de suite. Je couche sans affects.

C'est bien ce que font les jumeaux. Même les services rendus – ils sont fréquents dans le roman – sont agis comme des attitudes réflexes sans aveu de motivation. Dans ce passage direct du stimulus à l'acte, le lecteur assiste à un florilège d'actings à l'état brut :

– le *meurtre* (dont celui du père, supposé réel) est commis sans remords ni préméditation ;

– *l'inceste* et ses avatars sont accomplis sans états d'âme ni culpabilité ;

– la *mort* arrive on ne sait jamais d'où, ni par qui, sans crier gare.

Ce qui est retenu et annoncé comme « *vrai* » par les jumeaux est donc un mensonge dans la mesure où la réalité a été amputée de l'étape de son intégration subjective, de sa dimension psychique sans laquelle aucune réalité extérieure ne saurait exister, et à plus forte raison se donner pour vraie.

2. *La Preuve*

Le premier livre est donc un premier mensonge.

Le deuxième en fait de preuve, est un deuxième mensonge.

Si le style est toujours descriptif, écrit ici à la troisième personne par un scripteur mystérieux, les personnages paraissent un peu plus vivants, plausibles et sujets à d'intenses émotions. Essaie-t-on par là de nous attendrir, de faire tomber nos défenses et d'apporter ainsi la preuve que le contenu du premier livre était bien vrai ? Mais en quoi exactement ? Et pour quelle raison une « preuve » ?

Qui est le jumeau dont on parle et qui se nomme Lukas ? D'étranges redites, de troublantes réminiscences feront douter de son existence et de son identité.

Qui est l'autre jumeau qui revient, sans doute trente ans plus tard à la fin du volume, qui se nomme Claus et semble aussi mentir mais on ne sait à quel niveau ? Il est décrit comme présent dans les lieux et avec les gens, en même temps incertain comme un fantôme, une « âme en peine ».

Est-ce preuve de mensonge que ce rapport de police qui clôt le volume ? Dans toute cette folie, cet élément au ton posé, précis et circonstancié, vient nous démontrer que le jumeau Lukas n'a pu exister, ni l'enfance de Claus se dérouler de la manière dite.

Le lecteur comprend toutefois qu'il s'agit d'un rapport officiel à l'intérieur d'un régime totalitaire, et connaît la valeur des vérités irréfutables issues de tels rapports.

Ainsi le deuxième tome n'apporte la preuve de rien ; pas plus celle d'une réalité que celle d'un mensonge à partager avec le lecteur, qui doute ici une deuxième fois de ce qu'il peut éprouver et comprendre.

3. Le Troisième Mensonge

Pour un repérage très succinct présentons le troisième livre : il est apparemment écrit par deux plumes différentes, en deux parties, par deux « je » distincts, protagonistes sans doute des retrouvailles manquées des jumeaux.

Après avoir baigné dans le mensonge tout au long des deux premiers tomes, on s'y enlise véritablement dans le troisième, mais toujours sans certitude. Au mieux, on peut s'apercevoir que tout le monde ment dans la douleur et dans la mort, sans parvenir à savoir qui ont été les personnages, s'ils ont existé et pourquoi ils meurent. Pour le lecteur toujours violenté dans ses émotions, voire ses pulsions, c'est la « *terreur totale* » [1]. *On tue quelqu'un* pourrait-on paraphraser.

Cette intrigue ressemble à une mise en équation impossible à poser ni à résoudre, du système totalitaire. Aucune vérité ne peut être élaborée dans un pareil système. D'ailleurs les jumeaux eux-mêmes mentent souvent effrontément, pour se protéger ou protéger leurs écrits, leurs secrets.

C'est ainsi que les trois livres d'Agota Kristof font expérimenter au lecteur, de façon imparable en lui refusant son libre arbitre de penser, l'impossibilité absolue de toute existence psychique en système totalitaire, dès lors qu'on s'y trouve pris.

1. Hanna Arendt, cf. *supra*.

II. UN ÊTRE GÉMELLAIRE POUR FIGURER LA DÉSHUMANISATION TOTALITAIRE

Pour tenter de sortir de l'inquiétante étrangeté ainsi imposée, on est poussé à y chercher à tout prix du familier.

Préalablement il m'était apparu que ces jumeaux sous leur carapace surmoïque n'ont *rien d'humain.* Ils n'offrent en effet aucune unité psychique pour une identification possible, tant ils sont inconsistants, divers, fragmentés, contradictoires, imprévisibles dans leur être et leurs agissements. C'est dans leur inconsistance surtout que je les perçus brutalement n'exister qu'en deçà de toute structure psychique, dès lors que le « familier » auquel j'avais eu recours en me tournant vers la triangulation œdipienne m'était apparu à l'évidence comme totalement absent de toutes les configurations proposées dans cette œuvre. Tout semble s'y liguer au contraire pour qu'à aucun moment ne se forme le familier triangle. Plus précisément, si l'on trouve bien des couples de fils et de mères à l'intérieur de ces histoires en vases communicants, il ne s'y trouve jamais de père, malgré quelques apparences ou apparitions. De même il n'existe pas non plus de père dans les organisations totalitaires, et ce malgré les apparences ; l'apparence du père, c'est le dictateur ; mais le véritable meneur qui décide au coup par coup et s'infiltre partout, c'est *l'organisation* [1] au nom de *l'idéologie* [1]. L'organisation totalitaire n'est pas structurante. Au contraire, elle est intrinsèquement déstructurante et se doit de le rester pour perdurer. Le système ne

1. Hanna Arendt, cf. *supra.*

suppose pas d'idéal du moi par rapport à un chef. Il n'en a surtout aucun besoin.

Pour ce qui est de l'apparence de père dans le roman d'Agota Kristof, c'est du père réel qu'il s'agit, d'une réalité parfaitement incertaine, sorte de marionnette utilitaire brutalement sortie d'on ne sait quelle boîte pour se faire soudainement exploser, au sens propre du terme, par ses jumeaux et leur permettre ainsi de se séparer ; scène hallucinante et proche du comique : un « meurtre du père » de dérision, tragiquement insignifiant.

Tout autre est le rôle séparateur du père symbolique dans la configuration œdipienne.

Il existe pourtant dans l'histoire un personnage puissamment présent et massivement doté de la très humaine notion d'ambivalence, c'est celui de la grand-mère. Ce personnage terrible, grand-guignolesque et répugnant à tous égards se dessine de la manière suivante : la grand-mère des jumeaux (ou présentée comme telle), se révèle progressivement comme la seule personne structurée de l'histoire, dotée d'une continuité psychique faite de toutes les contradictions habituelles entre la haine et l'amour ; contradictions exprimées sans aucun fard, violentes, tragiques, émouvantes, burlesques. C'est peu à peu qu'apparaît sa cohérence ; et lorsque la sorcière cupide et cruelle se sera fait connaître, elle va se montrer progressivement attachante, en phase avec nos ressources d'identification. Elle s'avère finalement juste et aimante : elle pose des vérités toutes crues, pleure, hait le monde entier à l'exception des jumeaux avec lesquels s'instaure une complicité aussi profonde que distante. Au sein du personnage de mère-sorcière débarrassée de ses attraits illusoires, se dessine progressivement celui d'un père intraitable et sans masque. Il s'agit peut-être d'une sorte de parent combiné qui ne devient d'ordre paternel-symbolique-fiable qu'à condition, pour les jumeaux (et pour nous avec eux), de passer par les exercices d'endurcissement auxquels ils s'astreignent. C'est peut-être là le seul intérêt qu'on puisse concéder à ces monstrueux exercices, comme parcours d'ordre initiatique pour naître à soi et à l'autre.

A partir de ces éléments, j'ai donc prêté à Agota Kristof l'intention suivante qu'elle n'a vraisemblablement pas eue :

Elle aurait bâti la fiction des jumeaux comme figuration d'un être psychique non-œdipien, une sorte de résultat expérimental après manipulation génétique, créé pour les besoins d'un régime totalitaire et pour les applications de son pouvoir. Se référant aux concepts d'*idéologie* et d'*organisation* propres au totalitarisme et tels que les montre H. Arendt, on peut imaginer comment une entité humaine ainsi conçue servirait les visées du système.

1. Les limites de l'organisation totalitaire

L'idéologie totalitaire *prétend*[1] obéir à une loi qu'elle aurait scientifiquement repérée : il s'agit de l'ensemble des lois de *la Nature* (chez les Nazis) ou de *l'Histoire* (chez les Soviétiques). C'est cette idéologie qu'il a été décidé d'ériger en *système* actif, mégalomane et délirant, destiné à *accélérer*[2] artificiellement l'évolution de la Nature ou celle de l'Histoire. A ce stade l'idéologie s'empreint

1. Hanna Arendt, cf. *supra*.
2. *Ibid.*

nécessairement d'un terrorisme absolu, dès lors qu'elle impose à tous et à chacun, sans distinction hiérarchique, une obéissance rigoureuse à ce plan d'accélération.

Le paradoxe qui porte en germe la mort du système, c'est que le genre humain, idéologiquement prétendu grand bénéficiaire de cette accélération, représente en même temps l'ennemi à abattre, du fait de son étrange propension individuelle à s'opposer à ce mouvement conçu pour faire son bonheur.

Afin d'imposer l'accélération souhaitée, l'idéologie et le système ont besoin de mettre en place une *organisation* spécifique chargée d'inventer les moyens les plus efficaces et radicaux possibles – donc assez primaires – pour éradiquer toute opposition. Il s'agit ni plus ni moins que de supprimer en masse ou de « retirer de la scène du monde » tous les hommes supposés freiner la grande accélération du mouvement. Comme on sait, cette suppression systématique peut être physique et/ou psychique : elle a pour noms « solution finale », « lavage de cerveau », « rééducation », parmi les nombreuses manœuvres d'*isolation* [1] et de *désolation* [1] ; c'est la *terreur totale* longuement analysée par H. Arendt, engendrée par la terreur qu'éprouve l'organisation totalitaire de voir l'homme échapper à sa maîtrise idéologique et de se voir elle-même débordée par une *autre organisation* : celle de la psyché individuelle, dotée de ses motions pulsionnelles inconscientes par essence imprévisibles. A ce titre, cette dernière est d'ailleurs tout simplement *déniée* par l'idéologie totalitaire et d'autant plus redoutée, comme tout objet de déni.

1. *Ibid.*

Agota Kristof a-t-elle lu Hanna Arendt qui met si bien en lumière que chaque naissance d'un être humain met en péril le système ? Mais ça n'est pas son propos de préciser que tout homme naît avec son équipement, son potentiel psychique, prêt à pulser, prêt à penser, donc prêt à introduire une menace redoutable et non programmable par l'ordre établi, ne serait-ce que dans l'ordre précaire de l'inconscient maternel et familial.

Dès lors, on peut imaginer que les théoriciens du totalitarisme aient pu rêver à la conception génétique d'un être humain amputé de son équipement inconscient, pulsionnel et conflictuel.

2. L'entité gémellaire au service d'un système totalitaire

Il m'est apparu, au sein de l'éparpillement produit par ma lecture, que ces jumeaux-là figuraient bien du début à la fin, et faute de structure œdipienne, cet être fictif inconsistant, instrument « idéal » des visées totalitaires. Désormais toutes les dimensions du procédé littéraire se cristallisaient et s'organisaient mieux autour d'une sorte de *mythe humanoïde,* fondateur du semblant d'*humanitude* [1] de cette dynamique – de cette absence de dynamique plutôt ainsi qu'on va le voir.

Il faut préciser que les deux jumeaux du roman ont peu de points communs avec la problématique des jumeaux humains, en ce que ces derniers ont pour leur part une vie psychique bien différenciée.

Ils n'ont rien à voir non plus avec la question du

1. Nathalie Zaltzman, « Faire une analyse et guérir : de quoi ? », *Topique* Hors-série, François Perrier, 1993.

double, celui qu'on peut rencontrer dans toute organisation de névrose ou de psychose.

Dans la fiction des jumeaux d'Agota Kristof, il s'agit d'un seul être dédoublé, comme obtenu par clonage, ce qui permet à l'écrivain de nous entraîner vers des zones d'indifférenciation qui évoquent l'uniformisation des hommes recherchée par le totalitarisme : « masse anonyme et sans altérité [1] ».

J'y ai perçu en outre une création monstrueuse dans la mesure où cette entité gémellaire est privée du potentiel psychique fondamental de l'être humain, incapable d'élaborer toute conflictualité. Cette entité représente alors le résultat d'une censure idéale, absolue, puisqu'elle engendre l'impossibilité de concevoir et de développer toute vie psychique, toute combativité, de même que toute procréation comme avenir de l'humanité, puisqu'en fait de couples, nous n'avons jamais à faire ici qu'à un être dédoublé et à des amours incestueuses.

Ainsi génétiquement débarrassé de son potentiel structurel on peut augurer que le nouveau-né sera un individu destiné à fonctionner sans trauma, sans structuration inconsciente et sans retour du refoulé. Cet être-là restera accroché au sein de sa mère sans la rejeter. P. Aulagnier [2] souligne bien la nécessité, pour l'avènement d'un Je et de la vie psychique, de ce premier mouvement inné de rejet spontané du sein de la mère. Ce rejet n'a jamais lieu dans le roman. De ce fait, les jumeaux qui ne décolleront effectivement jamais du sein de leur mère ou de ses substituts ne se présentent nulle part comme *un sujet*, encore moins comme *deux sujets*, mais comme un être évanes-

1. Robert Antelme, *L'espèce humaine*, Paris, Gallimard, 1957.
2. Piera Aulagnier, « Les exigences du Je », *Les Destins du Plaisir*, Paris, PUF, 1979.

cent, psychiquement inconsistant et atteint d'ubiquité. Leur principale occupation semble consister à errer : d'un amour incestueux à l'autre, d'une ville vers l'autre, d'un pays à l'autre, d'un travail à un autre... comme dans le dernier roman d'A. Kristof, *Hier*, où les personnages ne parviennent à s'inscrire ni dans le temps ni dans l'espace.

Il en est de même des personnages secondaires. On ne s'oppose à rien, on n'aspire à rien, on accueille personnes et événements comme ils viennent et ce qui advient ne paraît jamais acquérir le statut d'*expérience*, de *souvenir*. De leur passé, seul est conservé le descriptif de l'événement symbolisé par le fantasme parfaitement réifié que sont les *squelettes* de la mère des jumeaux, de leur petite sœur, puis du petit Mathias, enfant aussi réel par sa souffrance que fantasmatique par sa personnalité, produit stérile d'un inceste père-fille, aussi intelligent que les jumeaux, aussi difforme qu'ils sont beaux. Profondément passionné, Mathias représente bien une partie des motions réprimées chez les jumeaux. Il en meurt et devient le troisième squelette. Ces squelettes figurent l'intégration complète de la non-pensée, sa consignation au placard de la *censure de la psyché*. Ils figurent aussi, nous le verrons plus loin, le règne absolu, absurde et dérisoire d'une *réalité de principe*.

Une fois débarrassé de son potentiel structurant, l'homme peut être considéré comme non dangereux pour le système totalitaire, du fait qu'il demeure accroché au corps maternel dans cet état « préœdipien » parfaitement fictif, rappelons-le.

A ce propos, nous tenons à rappeler également que le chef qui incarne le totalitarisme est une figure pseudo-paternelle, et à reprendre avec W. Granoff[1] qu'il s'agirait

1. Wladimir Granoff, « Réponse au docteur Aron Belkine », *Topique*, n° 58, 1995.

d'une figure de *mère phallique,* quoique le terme de *mère archaïque,* pour la somme de fantasmes invalidants qu'il évoque, me paraît qualifier plus complètement la représentation en jeu dans notre contexte.

Ainsi, cet être-là ne souffrira pas, ne sera pas coupable, n'aura pas de désirs structurés, agira sans projets et sans dessein, mourra sans avoir imaginé sa mort et sera le dernier maillon d'une humanité qui ne chantera les louanges d'aucun lendemain.

En termes de « contenu manifeste », c'est bien ce qui a lieu pour les jumeaux. Ils peuvent évoquer dans une terrible dérision, sinon incarner, le monstrueux bonheur mis en avant par les propagandes totalitaires. Ils agissent sans préméditation, ni en « mal » ni en « bien », et jamais dans un but de résistance aux individus ni à l'ordre politico-social du moment. Ils n'ont pas d'ennemis à combattre. Ils tuent inopinément, sans préméditation, sans remords, sans sanctions et sans commentaires. Ils sont l'instrument recherché en pays totalitaire.

Ils pratiquent l'érotisme incestueux sans jouissance reconnue ni culpabilité (on sait que l'inceste condamne à l'immobilisme, à l'impossibilité d'acquérir une autonomie), ce qui les confirme dans leur état d'esclaves au service du pouvoir totalitaire.

Les jumeaux meurent enfin par suicide, sans affects, sans pensée, sans angoisse préalable, comme par extinction spontanée d'un processus qui n'a jamais eu lieu. Leur mort ne scandalise ni eux-mêmes ni personne : le système totalitaire peut fonctionner en paix.

Si tous ces *modes de survie* concourent à la perpétuation du système, ils constituent aussi un moyen de *s'en défendre* de façon hermétique. Du fait de cette antinomie, on assiste au bout du compte à la victoire absolue d'une pulsion de mort où les deux systèmes – celui du totalitarisme et celui de la résistance psychique – se détruisent mutuellement.

C'est bien dans ces eaux-là, celles d'une pulsion de mort, que nous sommes, d'un bout à l'autre du roman, engloutis par les résurgences répétitives d'un désir impossible, insistant et pesant comme une sorte de marasme d'ordre autistique : le seul mouvement repérable chez ces deux larves humaines, ce sont l'attente et la recherche désespérée d'une refonte symbiotique des deux jumeaux d'une part, d'un fils avec sa mère d'autre part.

Nous savons qu'il s'agit d'une résolution psychique aussi utopique que parfaitement stérile, et cette perfection symbiotique mortelle et protectrice, ne sera jamais réalisée, ni « retrouvée ».

3. Échec du totalitarisme et de la résistance

Théoriquement le pouvoir totalitaire peut s'exercer sans entraves sur un être sans désirs, avec ses changements de pouvoir, ses persécutions, ses mensonges contradictoires et ses vérités officielles. C'est ce qui se passe dans le roman : indifférents, comme décérébrés au regard des autres, les jumeaux vivent hantés seulement par leurs fantasmes privés sans effets notables sur l'extérieur, et sont inutilisables pour l'accélération de quoi que ce soit.

En fait de soumission à un mouvement de Nature ou d'Histoire, on tue l'essentiel de l'homme dès lors qu'on touche à son dynamisme pulsionnel, au matériau qui fonde le mouvement naturel de l'individu et de la société.

Dès lors que meurt ainsi l'humanité, disparaissent aussi à la fois le mouvement de la Nature, celui de l'Histoire et celui du régime totalitaire. Faute de combattants, la métaphore littéraire que constitue le roman s'éteint également : il ne reste plus personne pour essayer de vivre cette histoire-là, ni pour continuer à l'écrire.

La seule survivante à ce désastre est la mère. « Les mères, c'est increvable [1] », la psychanalyse le sait bien. Et puis, une mère sans homme ne représente aucun danger pour le pouvoir totalitaire. Ce n'est pas un hasard si les régimes de ce type vouent à la figure maternelle un certain culte, tandis que le père sera de préférence en train de se faire tuer à la guerre ou mystérieusement disparu « en voyage d'affaires ». La mère toute seule, vide de père, ne peut permettre que prenne forme la psyché de son enfant.

III. LA GÉMELLITÉ ET LE RECOURS À LA RÉALITÉ EXTERNE COMME SYSTÈME DE DÉFENSE

La notion de choix n'existe pas sous l'emprise d'un régime totalitaire idéalement réalisé. Faute d'obéissance aveugle (cf. les exercices de cécité et de surdité des jumeaux), la survie de l'individu est compromise. Elle n'est possible dans un tel contexte que dans une expression de soi très primaire, psychiquement limitée et sans même qu'il soit question de développer des capacités d'adaptation puisqu'il n'est même pas question de *s'adapter* [2] sous ces régimes : toute adaptation suppose la mise en place de repères pour que s'organisent et la vie inté-

1. Séminaire de Conrad Stein.
2. Hanna Arendt, cf. *supra*.

rieure et la vie sociale. Pour imposer ses diktats, le régime a besoin que ne soit possible ni organisation sociale, ni organisation intérieure. Il laisse survivre ceux qui parviennent à jouer son jeu en obéissant aux diktats au coup par coup – jusqu'à se perdre eux-mêmes dans leur obéissance. Il condamne à mort ceux qui prétendent à une autonomie de la psyché.

A ce titre, le *grand cahier* des jumeaux constitue bien l'organisation d'un système totalitaire entre eux deux . Il est clair que leur séparation et leur tentative de vivre seuls les mènent de la *solitude* à la *désolation*, puis à la mort. « Dans la solitude, écrit H. Arendt, je suis [...] en compagnie de moi-même, et donc deux-en-un, tandis que dans la désolation, je suis en vérité un seul abandonné de tous les autres [...] lorsque tout à moi-même, mon propre moi m'abandonne [1]. »

1. Fonctions de la gémellité pour jouer le jeu du système et renforcer le concept de réalité externe

En régime totalitaire, la ruse du *duplicata gémellaire* – celui d'Agota Kristof – peut être un subterfuge opérant : on trompe l'ennemi en entrant dans son jeu, en offrant l'image sociale de l'*uniformité* et l'image privée de la *non-identité.* C'est la construction d'une carapace pour une défense passive : au cas où l'on se ferait tout de même remarquer, on peut jouer sur l'ambivalence des apparences quand l'un vaut l'autre. Et s'il en est besoin, on peut répondre : « ce n'est pas moi, c'est l'autre... je ne suis pas celui que vous croyez... c'est l'autre qui est moi et moi qui suis lui ». Mais il s'agit là d'un simple camou-

1. *Ibid.*

flage d'ordre psychologique, un « faire-semblant » où il n'y aurait plus personne, l'individu n'étant plus repérable. On joue ainsi le jeu de l'*uniformité* collective, imposée par le pouvoir en précisant bien, avec H. Arendt, qu'il ne s'agit pas d'*unanimité,* ce dont le pouvoir n'a rien à faire, puisque cette dernière suppose une adhésion, donc une adaptation.

En s'imposant de surcroît l'un à l'autre pour leur survie, de regarder la réalité sans la voir, pour la décrire de façon identique, ils s'imposent un *totalitarisme gémellaire.* Leur mode d'être et de défense qui veut aboutir à une *déréalisation du perçu* [1] renvoie encore à *l'état d'aliénation* que P. Aulagnier définit ainsi : « un destin du Je et de l'activité de penser dont la visée est de tendre vers un état a-conflictuel [...] entre l'identifiant et l'identifié, mais aussi entre le Je et ses idéaux, ce qui revient à espérer l'abolition de tout conflit entre le Je, ses désirs et les désirs du Je de ces autres par lui investis »... « C'est toujours au nom d'une bonne cause qu'on aliène sa pensée (ici, au nom du "vrai") [...] Elle *concrétise* [2] une tentation de retrouver la *certitude* [2]. » ... « Dans un bon nombre de cas, la force aliénante va instrumenter son action par la voie d'un *texte* [2] [...] dont l'auteur est un autre sujet et souvent un *mort* [2] » : *C'est précisément là l'histoire délirante des jumeaux :* « Le premier projette sur l'autre et réalise par là un désir d'aliénation qui [...] concerne sa propre pensée [3]. »

1. Piera Aulagnier, « L'état d'aliénation », *Les Destins du Plaisir,* Paris, PUF, 1979.

2. C'est moi qui souligne.

3. Piera Aulagnier, cf. *supra.*

2. *Le surinvestissement de la réalité externe : une défense contre l'emprise totalitaire*

« La réalité : maquis des résistances. »
J. G. Trilling

Pour *quitter la scène traumatique* mais aussi tromper encore l'ennemi sur son propre terrain, les jumeaux dans une soumission extrême donnent droit exclusif à ce qui, de la réalité ne renvoie pas à l'inconscient. « N'ayez crainte, ni soupçon, pourraient-ils dire à leurs persécuteurs, nous allons tout vous montrer, mais cela n'a rien à voir avec nous, nous n'en pensons rien et *ça ne fait pas mal* (ils le disent effectivement)... vous ne risquez donc aucune réaction de notre part, ni résistance, même en pensée et *même involontairement.* » Rassurer l'organisation totalitaire persécutée par la réalité psychique, est une nécessaire opération de survie.

Dans leur registre privé, il semble bien s'agir d'une autre solution de survie, celle de se tromper soi-même pour *garder un terrain d'échange* tout en maintenant quelque chose de son histoire : décrire par l'écriture une réalité externe reconstruite, dont sont sabrés (refoulés) l'insupportable et le dérangeant ; on se l'échange comme des objets morts ou inanimés, échappant au moins à la trop complète *isolation* et à la *désolation* en tentant ainsi de les transformer en *solitude.*

H. Arendt repère bien qu'en régime totalitaire, « l'autocontrainte de la pensée idéologique mine toutes les relations avec la réalité [1] ». Elle ne discute pas ce terme de « réalité » et l'emploie dans le sens d'une expérience dont la perception est partageable avec autrui.

1. Hanna Arendt, cf. *supra.*

C'est la radicalité de la prise de position des jumeaux qui permet à A. Kristof dans *Le Grand Cahier*, et contrairement à H. Arendt dont ce n'est pas le propos, de poser implicitement la *notion d'incertitude*, intrinsèque à celle de *réalité*. Pour A. Kristof, il ne fait manifestement aucun doute que l'obligation de décrire, à deux, la réalité externe, suppose une différence de perception entre soi et l'autre, une subjectivité de l'activité sensorielle endopsychique. Les deux jumeaux parfaitement indifférenciés (indifférenciation qui n'apparaît qu'en filigrane dans le texte) pour eux-mêmes comme pour autrui, forment un préalable intéressant pour *garantir l'exclusion de la dimension subjective de la réalité* ; d'autant qu'eux-mêmes sont supposés au départ, avoir reconnu l'altérité puisqu'ils instituent une méfiance l'un envers l'autre par la censure mutuelle. Ils figurent par là *un des clivages du moi* créé par le système totalitaire pour échapper à la psychose.

De toute façon, à l'intérieur de ce système, la *réalité extérieure* en tant qu'expérience possible ne doit pas avoir plus de place que la réalité psychique, face au règne exclusif de l'*idéologie* destinée à faire percevoir la réalité occulte du mouvement de la Nature ou de l'Histoire [1]. L'idéologie est en somme un autre mode de réalité psychique, où les repères symboliques sont remplacés par Nature/Histoire. Pour se défendre contre son emprise, les jumeaux feignent *par l'écriture*, d'entrer au service d'une réalité *caricaturalement* externe dont ils reconnaîtraient avec zèle les manifestations entièrement *autonomes* par rapport à l'humain. C'est ici une autre façon défensive d'entrer activement dans le système du pouvoir. Il apparaît bien effectivement que sont proscrits poésie, descriptions de paysages et de personnes, émotions et rap-

1. Hanna Arendt, cf. *supra*.

ports subjectifs aux autres ; le scripteur ajoute en revanche délibérément toutes sortes de détails platement énumératifs. La réalité est ainsi réifiée par le procédé littéraire, comme le passé fantasmatique paraît l'être dans cette histoire sous la forme des trois squelettes évoqués précédemment, soigneusement polis, vernis et conservés par les jumeaux dans un grenier-crypte inaccessible, puis dans un placard...

Sur ce versant, la *Réalité*, ainsi dénaturée, tient dans le roman le même rôle que la *Nature* et l'*Histoire* dans les idéologies totalitaires : dans les deux cas nous sommes en présence de concepts universels, phénomènes du patrimoine humain. Dans l'acception des théories totalitaires, Nature et Histoire posséderaient un mouvement autonome et seraient censées pouvoir abandonner leur rythme naturel au profit de l'accélération imposée par le pouvoir, à condition d'en exclure et d'en dénier les motions inconscientes de l'âme humaine.

Quand les jumeaux éliminent tous les paramètres psychiques de la réalité pour en rendre compte comme si elle était autonome, ils sont plus que conformes au pouvoir tout en s'en protégeant. La « réalité » chez Agota Kristof change de qualité en devenant *factualité* et rejoint l'utopie, au même titre que la Nature et l'Histoire des théoriciens totalitaires.

Totalitarisme contre totalitarisme, quel sort le surinvestissement de la « réalité » fait-il à l'inconscient ?

3. Échec de ces deux modes de défense

Cette solution par l'écriture n'en représente pas moins ici une nécessité de *survie*, mais artificielle, par la seule *trace écrite* : le lecteur peut supposer qu'il se passe également *autre chose*, aussi bien dans les faits que dans l'esprit et le corps du (ou des) scripteur(s). Il peut saisir aussi qu'il s'agit d'une *vérité codifiée* qui revient à une dénégation de toute réalité.

Le mode de résistance des jumeaux par ce clivage d'un recours à la réalité externe aboutit à un double échec.

Sur le lecteur d'abord, sollicité comme témoin, auquel ils ont tenté de faire passer cette écriture comme vérité : l'écrasement psychique qui lui est imposé par l'autorité dictatoriale d'une écriture soumise au seul principe de la réalité factuelle est un échec ; si écrasé soit le lecteur, il se trouve trop violemment sollicité pour rester longtemps englouti dans la perte de ses repères. En lui s'affronte toute la gamme des sentiments confus, des jugements contradictoires, des projections, identifications impossibles et contre-identifications incertaines, des sollicitations pulsionnelles. Et si nous cherchons des recours d'ordre théorico-clinique, c'est aussi spontanément et davantage vers notre propre analyse que nous nous tournons, vers notre histoire, nos réminiscences d'enfant, nos lectures, nos rêveries et ce qui fait notre culture.

Au sein de l'œuvre aussi la faille existe. Nous ne restons pas sans percevoir – au prix d'un certain labeur, il est vrai – que sous le couvert de cette vérité qu'on nous impose, pervertie au nom d'un Surmoi féroce, les jumeaux empêchés de penser et de fantasmer, nous donnent à deviner que les digues du refoulement explosent et que le terrible Surmoi libère un Ça débridé qui conduit à la bacchanale de toutes les pulsions partielles qu'aucun Moi ne vient organiser. « Tout régime de terreur (doit) pour se préserver, offrir en contrepartie du double refoulement exigé une prime pulsionnelle [...] en permettant d'agir le fantasme [1]. » En deçà de la volonté de mainmise sur les instances de l'âme humaine par le pouvoir, les jumeaux donnent à entrevoir qu'il y a bien encore ici de l'homme, même fragmentaire, qui vit sans doute clandestinement même s'il s'agit d'humain profondément mis à mal, puisque lorsqu'ils semblent à peu près parés contre le « 6ᵉ sens [2] » de l'idéologie, ils restent sensibles au 6ᵉ sens de l'Ics dont les motions du Ça *prouveraient* la présence.

C'est aussi longtemps qu'ils sont ensemble (l'équivalent de l'*en compagnie de soi-même* d'H.Arendt) dans *Le Grand Cahier*, qu'ils donnent à entendre, au-delà de leur insensibilité affichée, l'implicite de leurs mouvements secrets : détresse, terreur, haine irréductible, curiosité compulsive, ainsi que leur sadisme, leurs perversions polymorphes, leur faim, leur froid. De manière presque secondarisée, ils ont même parfois l'air d'avoir pitié, de se marrer ou d'être fous de colère.

Après leur séparation, cette expression de soi malgré soi est irrémédiablement réprimée. Ballottés dans leur vie d'errance sans finalité, ils sont livrés à la souffrance externe et à la « désolation » interne.

Agota Kristof et ses jumeaux parviennent à se garder à la fois du « 6ᵉ sens » de l'idéologie et de la compulsion d'organiser une véritable résistance au pouvoir afin de sauvegarder une part de leur psyché. Mais ils n'évitent pas le *6ᵉ sens* de l'inconscient, ennemi premier de l'idéologie, là où le Moi puise les ressources de ses clivages. Ça n'est pourtant qu'une défense pour une *survie* psychique, puisqu'en régime totalitaire, on ne peut organiser ni résistance ni adhésion.

1. Piera Aulagnier, cf. *supra.*
2. Hanna Arendt, cf. *supra.*

Il s'agit bien de la terreur totalitaire telle que la menace s'en trouve réalisée chez A. Kristof, et telle que l'analysent H. Arendt et P. Aulagnier dans ses effets extrêmes. Là où s'exerce officiellement l'emprise du totalitarisme érigé en système, « le pouvoir [...] n'atteint heureusement jamais [son] but [1]... » *dans les faits*. Si dans les États les plus avancés sur cette voie, l'aliénation dans la psychose ne constitue pas finalement la réponse privée et privilégiée à l'oppression, il nous est donné d'en inférer, mais aussi de percevoir, que la *survie* préservée n'organise qu'un pseudo appauvrissement du Moi. Et si l'idéologie vise à éliminer l'individu de l'espèce humaine en réalisant sa terreur totale, ce fonctionnement ne parvient jamais à son plein achèvement. Contre toute logique totalitaire se maintient le *lien social* qui soutient la continuité d'un travail conscient et inconscient, générateur de sens par la circulation des mots et des pensées. Écrire demeure un des moyens pour préserver ce lien : Agota Kristof transmet dans chacun de ses mots, à la fois l'horreur et la résistance à l'horreur, par une sensibilité si particulière qu'elle nous colle à la peau. Lui sauve-t-elle la sienne ?.. Le lien ainsi créé, aucune organisation ne saurait le détruire et aucun système n'aura le pouvoir de le jeter aux poubelles de l'Histoire... « La caresse sur nos cheveux est impossible à jeter. »

1. Piera Aulagnier, cf. *supra*.

Se maintenir en vie dans l'humaine barbarie Le narcissisme primaire corporel

GÉRALDINE CERF DE DUDZEELE

« Les hommes normaux ne savent pas que tout est possible. »

David ROUSSET, *L'univers concentrationnaire,* 1946, Éditions de Minuit, p. 181, 1993.

INTRODUCTION

Comment des hommes survivent-ils aux situations de destruction massive ? Qu'est-ce qui lutte, chez l'être humain, contre la tendance à se laisser détruire dans et par une réalité collective déshumanisante ? J'aborderai cette question, principalement, à partir de l'histoire d'un homme, celle de Robert Antelme, résistant déporté en Allemagne.

L'espèce humaine [1], écrit dans une urgence vitale en

1. R. Antelme, *L'espèce humaine*, Gallimard, coll. « Tel », 1994.

1946-1947, est un livre phare, à la fois œuvre littéraire, ouvrage métapsychologique et document clinique, à propos de la condition humaine dans un camp de concentration nazi. Il constitue l'un des témoignages, peu nombreux, permettant de saisir ce qu'est l'attaque de l'humain, vécue concrètement par un homme.

L'élaboration accomplie par et dans l'écriture de ce livre confère à l'expérience singulière de l'auteur le statut d'une expérience universelle. Si elle relève en partie de la dimension de l'après-coup, cette élaboration est essentiellement la marque d'un travail psychique poursuivi tout au long de la déportation, dont les effets se sont traduits par un acharnement à se maintenir en vie.

Dans les camps hitlériens, lorsque la mise à mort n'était pas immédiate, les déportés étaient soumis à une procédure d'extermination graduelle dont faisait partie le meurtre psychique : l'homme devait être humilié, brisé, anéanti, avant de succomber. L'attaque nazie visait à démolir les fondements narcissiques de l'être humain, à frapper de nullité l'évidence pour lui-même de son appartenance au genre humain. « Notre langue manque de mots pour exprimer cette insulte : la démolition d'un homme [1]... »

La protection des individus fait partie des buts collectifs de la société. Le but de chacun et le but de la collectivité vont dans le même sens. Le camp de concentration organisant la mise à mort des individus, la préservation de la vie cesse d'être un but collectif. Comment peut-elle se maintenir comme objectif individuel ? Est-ce au prix d'une modification du fonctionnement psychique ? Qu'est-ce qui résiste chez l'homme que l'on a fait *tomber hors du monde* ? Qu'est-ce qui le maintient comme

1. Primo Levi, *Si c'est un homme*, Julliard, coll. « Pocket », 1990, p. 26.

humain alors qu'il est traité comme vermine à éliminer de la surface de la terre ? Quels sont les ressorts de ce combat ? En quoi la tentative de conserver la vie est-elle affirmation de l'humain ?

Freud n'a pas eu accès à la littérature concentrationnaire. Néanmoins, il consacre quelques lignes de *Malaise dans la culture* aux situations extrêmes. Avançant l'hypothèse que des ressources particulières y sont mises en œuvre, il en écarte toutefois l'étude :

« Si fort que soit l'effroi qui nous fait reculer devant certaines situations, celle du galérien de l'Antiquité, du paysan de la guerre de Trente Ans, de la victime de la Sainte Inquisition, du juif qui s'attend au pogrom, il nous est malgré tout impossible de nous mettre par empathie à la place de ces personnes, de deviner les modifications qu'ont entraîné l'état originel de stupeur hébétée, l'hébétude progressive, la cessation des espérances, les modes plus ou moins grossiers ou plus ou moins raffinés de narcotisation en ce qui concerne la réceptivité aux sensations de plaisir et déplaisir. Dans le cas d'une possibilité de souffrance extrême, des dispositifs de protection animiques déterminés sont aussi mis en activité. Il me paraît stérile de s'attacher plus avant à cet aspect du problème [1]. »

Les références aux notions freudiennes d'auto-conservation et de phylogenèse nous serviront de fil conducteur pour avancer quelques hypothèses sur la résistance de l'homme à la destruction.

« ...nous ne tomberons jamais hors du monde. Nous sommes dedans une fois pour toutes [2] », déclare le héros

1. S. Freud, « Le malaise dans la culture » (1930), *Œuvres complètes-Psychanalyse (OCF-P)*, t. XVIII, PUF, 1995, p. 276.

2. Cité par Freud dans « Le malaise dans la culture » (1930), *OCF-P*, t. XVIII, *op. cit.*, p. 250.

dans *Hannibal* de Grabbe. Le nazisme est venu démentir cet impossible : « ... désormais c'est fini, nous nous sentons hors du monde [1]... », écrit Primo Levi.

I. L'INVESTISSEMENT DE LA RÉALITÉ : CONDITION DE L'AUTO-CONSERVATION

a) Investir la réalité est affirmation de la vie

Dès l'arrivée au *Lager*, l'omniprésence de la mort provoque chez les déportés une mobilisation intérieure massive et immédiate. Pour avoir une chance de survivre, il faut être dans l'ici et maintenant du camp, en apprendre les codes sans délai. Tenir compte de cette réalité qui s'impose de façon totalitaire comme *la* réalité est une question de vie ou de mort. Des capacités d'adaptation inédites doivent être mises en œuvre sur-le-champ. Le camp doit être surinvesti avec toutes les ressources possibles d'anticipation, de vigilance et d'attention, de décodage et de jugement. Primo Levi saisit d'emblée que l'incompréhension des ordres SS hurlés en allemand représente un risque mortel. A l'aide de leçons payées en rations de pain, il apprendra la langue du camp. Se présenter comme possédant un savoir-faire manuel est une condition essentielle de la survie. Lorsque le déporté préposé à l'enregistrement des arrivants lui demande de décliner sa profession, Jorge Semprun répond fièrement qu'il est étudiant en philosophie sans comprendre la réticence de l'homme. Ce n'est que quarante-sept ans plus

1. Primo Levi, *Si c'est un homme, op. cit.*, p. 22.

tard qu'il apprendra que ce dernier l'a sauvé en l'inscrivant comme travailleur qualifié [1].

Ce travail d'adaptation inconnu juqu'alors exige une prise de connaissance particulière de la réalité : elle doit s'accomplir sans intelligibilité. Il faut abandonner le sens et apprendre la soumission à l'arbitraire, à l'insensé, à l'absurde, à l'incompréhensible. « Ne pas chercher à comprendre... était le premier mot de la sagesse qu'il fallait apprendre au Lager [2] », explique Primo Levi dans *Les naufragés et les rescapés ; Quarante ans après Auschwitz*, après avoir écrit dans *Si c'est un homme* : « Ici, il n'y a pas de pourquoi [3]. »

Cet investissement de la réalité oblige à admettre l'omniprésence de la mort et la disparition de tout espace de sécurité. Pour maintenir cet investissement, il est nécessaire de réprimer sentiments et émotions, de refouler toutes les représentations liées à la vie menée jusqu'alors, de se garder de toute évasion imaginaire. Tout ce qui éloigne de la réalité du camp est dangereux : la confrontation de la réalité antérieure et de la réalité actuelle ne peut avoir qu'un effet traumatique désorganisateur rendant le camp irréel et la tentation du désinvestissement irrésistible. « La mer, le soleil, quand le corps pourrissait, vous faisaient suffoquer. C'était avec ces mots-là, comme avec le nom de M... qu'on risquait de ne plus vouloir faire un pas ni se lever [4]. »

Pour certains, l'adaptation est impossible. J'en évoquerai quelques exemples. Une rescapée m'expliquait que le

1. Dans le documentaire *L'écriture et la vie*, de Patrick Rotman et Laurent Perrin (1995).

2. Primo Levi, *Les naufragés et les rescapés,* Gallimard, coll. « Arcades », 1989, p. 140.

3. P. Levi, *Si c'est un homme, op. cit.*, p. 29.

4. R. Antelme, *op. cit.*, p. 169.

degré de résistance des femmes ne dépendait pas de leur âge : c'étaient les mères de jeunes enfants qui succombaient le plus vite. Sans doute la part de libido narcissique investie dans l'enfant ne pouvait-elle en être détachée au profit de la personne propre.

Le camp désolidarise les êtres humains entre eux. Pierre Saint-Macary, rescapé de Mauthausen, parle de ceux qui n'ont pu l'accepter : « On ne pouvait pas assumer les principes évangéliques. On pouvait les assumer mais on en mourait. La charité pratiquée là où il n'y en a pas du tout, ça condamne à mort. C'est ce qui s'est passé pour un certain nombre de gens. Ceux-là ne l'ont pas raconté [1]. »

Enfin, la résistance psychique à la destruction se brise chez de nombreux détenus. Ils n'ont plus de représentations de la mort, ils sont dans la mort : « Celui qu'on appelait le "musulman" dans le jargon du camp, pour désigner le détenu qui cessait de lutter et que les camarades laissaient tomber, n'avait plus d'espace dans sa conscience où le bien et le mal, le noble et le vil, le spirituel et le non-spirituel eussent encore pu s'opposer l'un à l'autre. Ce n'était plus qu'un cadavre ambulant, un assemblage de fonctions physiques dans leurs derniers soubresauts [2]. »

Le rapport à la réalité concentrationnaire se décline selon trois cas de figures. Ceux qui n'ont pu s'adapter sont morts : ignorer la réalité, c'est mourir. Intégrer la règle du camp, c'est se soumettre à la volonté de mort, mais il y a deux façons de l'intégrer : soit l'incorporer entièrement, docilement, et périr – « il suffit d'exécuter

1. Dans le film *Mauthausen pour mémoire*, documentaire de Roy Lekus (1995).

2. Jean Améry, *Par-delà le crime et le châtiment, essai pour surmonter l'insurmontable*, Actes Sud, série « Lettres allemandes », 1995, p. 32.

tous les ordres qu'on reçoit, de ne manger que sa ration et de respecter la discipline au travail et au camp... on résiste rarement plus de trois mois [1] » –, soit intégrer cette règle pour la rejeter, ce que font ceux qui savent « s'organiser », selon le terme employé dans le jargon du camp [2].

Cette réalité si peu investissable est, en fin de compte, l'objet d'un *investissement sous contrainte* : celui-ci est affirmation de la vie, non pas but en soi mais condition irréductible de l'auto-conservation. La satisfaction des besoins, la protection du corps, constituent les représentations-buts qui président à cet investissement de la réalité. L'investissement libidinal de la psyché porte massivement sur le moi-corps et la visée narcissique des investissements d'objet occupe une place prépondérante.

C'est au moi qu'incombe cette indispensable prise en compte de la réalité, cet investissement sous contrainte : « ...le moi est dominé par le souci de la sécurité. Sa mission est la conservation de soi. » Quant à la haine du moi, elle joue un rôle important dans cet investissement à but d'auto-conservation : « Le moi hait, exècre, persécute, avec des intentions destructrices, tous les objets qui deviennent pour lui source de sensations de déplaisir, qu'ils signifient pour lui indifféremment un refusement de satisfaction sexuelle ou un refusement de la satisfaction de besoins de conservation. On peut même affirmer que les prototypes véritables de la relation de haine ne sont pas issus de la vie sexuelle, mais de la lutte du moi pour sa conservation et son affirmation [3]. »

1. Primo Levi, *Si c'est un homme, op. cit.*, p. 96.
2. *Ibid.*, p. 96.
3. Freud, « Pulsions et destins des pulsions » (1915), *OCF-P*, t. XIII, PUF, 1988, p. 183.

b) Maintien d'investissements à but d'auto-conservation

Se nourrir est l'enjeu central de la survie dans cet univers où la pénurie est organisée pour tuer :

« Je mâche, je mâche mais soi, ça ne se mâche pas... ce qui se mâche, où cela existe-t-il ? Comment manger ? Je ne peux pas créer quelque chose qui se mange... je ne peux pas me faire vivre moi-même. »

Manger ne sert pas seulement à calmer le besoin, mais à maintenir un capital de vie. La survie du corps se calcule, se prévoit. C'est un rapport chiffré entre deux termes : la quantité de pain ingéré indique la quantité de jours restant à vivre. L'aliment n'a pas seulement une valeur sur le plan biologique ; il constitue un objet pour la psyché, il possède une valence psychique.

L'objet-nourriture diminue la douleur de la faim mais surtout assure à la psyché un potentiel d'avenir. Antelme écrit : « Le pain qu'on mange est bon parce qu'on a faim, mais s'il calme la faim, on sait et on sent qu'avec lui, la vie se défend dans le corps... Manger, c'est vivre encore quelques heures, vivre, c'est s'obliger à avaler. Et s'obliger à vivre est le but de chacun [1]. » La soupe est élevée à la hauteur d'une valeur esthétique, elle est transfigurée : « La question de savoir si elle est bonne ne se pose pas : elle est belle [2]. » L'objet-nourriture est vécu comme source de vie, présence, objet sans prix. Cet infini investissement de l'aliment, les gestes délicats qui l'entourent, tout cela évoque les soins nourriciers donnés à l'infans et le regard de celui-ci contemplant la beauté de la mère. Ce rapport à l'alimentation rend compte d'un maintien du lien libidinal inconscient à la mère dispensatrice d'amour et de vie.

1. R. Antelme, *op. cit.*, p. 45.
2. *Ibid.*, p. 68.

Avaler les aliments représente sur le plan psychique une incorporation des qualités vitales de l'objet. Mais ce processus est bref, il ne dure pas. Il laisse place à une expérience de perte de l'objet. C'est la mort qui est au fond de la gamelle vidée et raclée, au bout du morceau de pain longuement mâché, ruminé, dans une lutte infinie pour en garder la présence concrète dans la bouche, aussi longtemps qu'il ne s'avale pas tout seul ; le pain disparaît en tombant dans l'estomac. L'objet avalé est perdu. Seul le pain conservé à portée de la main et du regard fonctionne pour la psyché comme représentant d'« un certain futur assuré [1] ».

La double valence, biologique et psychique, de la nourriture génère des conflits d'intérêts entre le corps et la psyché. Manger le morceau de pain, c'est nourrir le corps, mais conserver le morceau de pain, c'est nourrir la psyché, maintenir une capacité à investir.

S'occuper de son corps joue aussi un rôle primordial quant à la conservation d'un capital de vie. Tout survivant, par exemple, insiste sur la nécessité de se laver chaque jour : « Ici, se laver tous les jours dans l'eau trouble d'un lavabo immonde est une opération pratiquement inutile du point de vue de l'hygiène et de la santé, mais extrêmement importante comme symptôme d'un reste de vitalité, et nécessaire comme instrument de survie morale [2]. »

S'il existe de fugitifs instants de plaisir, ils sont toujours liés à des éprouvés de sécurité corporelle ou à la satisfaction de besoins vitaux : quand les hommes se couchent dans de la paille épaisse le soir de leur arrivée, quand ils peuvent se réchauffer autour d'un poêle et faire cuire

1. *Ibid.*, p. 89.
2. P. Levi, *Si c'est un homme, op. cit.*, p. 41.

quelques rondelles de pommes de terre subtilisées aux SS [1], quand ils s'alimentent ou vont aux latrines. L'enjeu des investissements n'est pas un gain de plaisir mais un gain de vie : « Ici, la tentation n'est pas de jouir, mais de vivre [2]. »

II. L'AUTO-CONSERVATION PSYCHIQUE : CONDITION NÉCESSAIRE DE L'AUTO-CONSERVATION PHYSIQUE

a) La référence anté-objectale de l'auto-conservation

La survie du corps doit demeurer un but investi par la psyché. Pour les « musulmans », ce n'est plus le cas car la vie pychique s'est éteinte. Les capacités de liaison d'Éros sont battues en brèche par Thanatos. La déliaison règne sous l'empire des pulsions de mort. Une indifférence massive se développe chez les individus tant envers les demandes du corps qu'envers les dangers qui le menacent. Ne plus ressentir le besoin fait mourir.

C'est parce qu'ils ont une inscription psychique que les besoins vitaux sont pris en compte par le sujet : c'est ce que désigne le concept de pulsion d'auto-conservation. Je rappellerai la définition de Freud à propos des pulsions : « ... le concept de "pulsion" nous apparaît comme un concept frontière entre animique et somatique, comme représentant psychique des stimulus, issus de l'intérieur du corps et parvenant à l'âme, comme

1. R. Antelme, *op. cit.*, pp. 39, 105-106.
2. *Ibid.*, p. 45.

une mesure de l'exigence de travail qui est imposée à l'animique par suite de sa corrélation avec le corporel [1]. » Chez les « musulmans », cette « corrélation » entre « l'animique » et le « corporel » est détruite ; le corps devient un espace hors psyché.

Le besoin constitue l'étayage de l'auto-conservation pour autant qu'il est affirmation de la vie dans sa dimension biologique : il relance la recherche des objets de subsistance, il est résistance au désinvestissement. Si les hommes parviennent à investir un objet de besoin, lequel est source de conservation et non de satisfaction, c'est parce que cet investissement a fonction de maintien de la référence narcissique primordiale : ils ne deviennent pas de la vermine.

Dans le camp, le moi ne peut plus s'aimer comme objet. Le narcissisme secondaire est mis à mal. Il n'y a plus de source sexuelle objectale de l'amour de soi. C'est pourquoi une référence anté-objectale est nécessaire pour le moi, celle du narcissisme primaire. L'obligation d'investir l'objet de besoin quelle que soit la souffrance liée à la privation s'appuie non pas sur le narcissisme secondaire mais sur le narcissisme primaire. C'est à cette source que les pulsions d'auto-conservation puisent leur énergie.

b) Narcissisme primaire et identification primordiale

Si le narcissisme primaire est l'état précoce où l'enfant investit toute sa libido sur lui-même, il est également une structure permanente du sujet. Il conditionne le fonc-

1. Freud, « Pulsions et destins des pulsions » (1915), *OCF-P*, t. XIII, *op. cit.*, p. 167.

tionnement neuro-végétatif du corps, le fonctionnement physiologique des organes, celui des grandes fonctions vitales, celui du sommeil, du rêve. Chez chacun, la vie durant, du primaire circule qui ne connaît ni la différence des sexes, ni le temps, ni l'espace.

Dans ce registre, le moi s'aime en tant qu'existant, en tant que faisant partie du monde, en tant qu'être au monde. Ce sentiment d'exister, d'être vivant, constitue la toile de fond, la permanence sur laquelle viennent s'inscrire les avatars du narcissisme secondaire. Dans une économie psychique de survie, le maintien d'un capital narcissique élémentaire est la condition sine qua non de l'auto-conservation.

La libido du narcissisme primaire se noue à l'identification primordiale au père de la préhistoire personnelle, telle qu'elle a été conceptualisée par Freud : identification directe, immédiate et totale produite dans un temps antérieur à l'auto-érotisme des pulsions partielles, à toute relation d'objet, à la différenciation sexuelle. Elle fait advenir le sujet. Cette identification primaire, instauratrice de l'ordre de l'être, est la forme la plus originaire du lien affectif à l'objet : l'enfant avale l'amour des parents avec le lait de la mère. Cette identification conjoint l'instauration symbolique du sujet et sa première activité pulsionnelle. Le bébé qui s'investit dans la satisfaction de ses besoins, dans le plaisir du corps, investit d'abord sa place dans le désir inconscient de la mère. La réalité pulsionnelle se noue à la dimension de l'inconscient. La mère prend soin de l'enfant en tant que petit d'homme : le nourrissage est tissé de psychique ; l'enfant est représentant de l'humanité. L'homme du camp ne serait-il pas cette sorte de parent attentif à son propre corps-nourrisson ?

L'une des caractéristiques de l'économie psychique de

survie serait le réinvestissement de traces anciennes, quand pulsions d'auto-conservation et pulsions sexuelles suivaient les mêmes trajets ; traces d'un temps où la sexualité s'étayait sur les fonctions vitales, où le plaisir sexuel de l'infans surgissait sur les lieux de satisfaction de ses besoins.

En régime d'économie psychique de survie, la libido subit une forme de régression et le sexuel est ramené à ses buts d'auto-conservation. Ce n'est qu'après de nombreuses années que Freud identifiera pulsions d'auto-conservation et libido narcissique et qu'il les inclura dans Éros. Ainsi, en 1920, il écrit dans *Au-delà du principe de plaisir* :

« Cette libido narcissique était naturellement aussi la manifestation des pulsions sexuelles, au sens analytique, que l'on ne put qu'identifier avec les "pulsions d'auto-conservation" admises dès le départ. Ainsi l'opposition originelle entre pulsions du moi et pulsions sexuelles était-elle devenue inadéquate. Une partie des pulsions du moi était reconnue comme étant libidinale... Il nous faut maintenant d'autant plus insister sur le caractère libidinal des pulsions d'auto-conservation que nous risquons ce pas supplémentaire : reconnaître la pulsion sexuelle comme étant l'Éros qui conserve tout, et faire dériver la libido narcissique du moi des apports de libido au moyen desquels les cellules du soma adhèrent les unes aux autres [1]. »

1. Freud, « Au-delà du principe de plaisir » (1920), *OCF-P,* t. XV, PUF, 1996, pp. 325-326.

c) Les sources impersonnelles du narcissisme primaire

L'espèce humaine [1] nous fait découvrir que, dans l'économie psychique de survie, disparaît l'opposition, affirmée par Freud jusque dans ses derniers écrits [2], entre les buts de l'auto-conservation individuelle et les buts de l'auto-conservation de l'espèce : l'homme du camp accomplit un « travail de la culture ». Dans *Le malaise dans la culture* [3], Freud compare l'évolution individuelle et celle de l'espèce. Dans les deux cas, les buts sont les mêmes mais l'ordre de priorité est différent. L'individu privilégie « l'aspiration au bonheur », désignée comme la tendance « égoïste ». A l'échelle de l'humanité, ce qui compte est le « combat vital de l'espèce humaine », celui « d'Éros contre la mort », qui se manifeste par la tendance « culturelle », la culture, qui réunit les individus dans des unités toujours plus grandes.

Dans le camp, ayant dû renoncer à la recherche du bonheur, les hommes obéissent à la tendance « culturelle » : être dans la survie et non dans la vie oblige à investir le but de l'espèce, à reprendre à son compte le travail de la culture qui est de contrer la mort. Ce « combat vital de l'espèce humaine » s'accomplit à travers chaque homme, isolément, pour lui-même. Éros est le garant de l'union pulsionnelle du corps et de la psyché ; il permet à celle-ci de maintenir le biologique intégré dans l'économie psychique, de ne pas le laisser livré à lui-même, dans une déliaison mortelle.

Si chacun peut accomplir ce combat de la culture contre la mort, c'est grâce à son appartenance à l'espèce

1. R. Antelme, *op.cit.*
2. Freud, « L'avenir d'une illusion » (1927), *OCF-P,* t. XVIII, *op. cit.*
3. Freud, « Le malaise dans la culture » (1930), *OCF-P,* t. XVIII, *op. cit.*, pp. 327, 308.

humaine, et non pas grâce à ses identifications secondaires. Cette inscription au sein de l'espèce s'origine dans un ensemble de représentations communes à tous les hommes, probablement liées à l'identification primordiale, et fonctionnant comme références identificatoires pour chacun d'eux. Ces représentations inscrivent dans l'inconscient de l'individu ce qui préexiste à son histoire singulière, les liens symboliques qui organisent les rapports des humains entre eux, au monde, à l'histoire.

Cette architecture collective inconsciente est à situer dans la perspective phylogénétique construite par Freud dans ses dernières œuvres. Selon cette théorie, l'identité de chacun est tributaire d'un patrimoine héréditaire transmis directement de génération en génération, c'est-à-dire donné d'emblée avec la vie, inné, non lié à la relation primordiale mère-enfant et peut-être même indépendant de celle-ci puisque pré-historique. La phylogenèse n'inscrit-elle pas du tiers dans l'inconscient par rapport à ce qu'il s'y inscrit de l'histoire du sujet ?

Le document clinique constitué par le livre d'Antelme vient confirmer la théorie freudienne selon laquelle l'identité n'est pas seulement une affaire privée, close sur l'histoire personnelle. Dans le camp, l'exigence de la conservation amène les hommes à se saisir d'une référence identificatoire commune, l'identification à l'espèce humaine. Pour beaucoup, cette identification devient active tout en demeurant inconsciente. Chez certains, comme Antelme, elle devient consciente. Elle constitue le lieu d'inscription de l'individu dans l'humanité. Survivre exige de survivre à la perte des identifications secondaires, celles de l'histoire singulière, et de mettre en activité, de mobiliser, des éléments identificatoires porteurs de cette inscription collective.

Ce sont ces éléments identificatoires non personnels

mis en circulation sous la pression d'une réalité meurtrière qui constituent une source libidinale pour le narcissisme primaire. C'est la vie, impersonnelle, celle de l'espèce qui s'affirme à travers la lutte singulière de l'homme du camp. Le travail de conservation qu'accomplit le moi est un processus d'appropriation subjective, faisant passer cet impersonnel dans la sphère des intérêts du moi. Ceci implique un agrandissement du moi : « Là où était du ça, du moi doit advenir. C'est là un travail culturel, à peu près comme l'assèchement du Zuyderzee [1]. »

J'évoquerai sans la développer la question complexe des rapports entre l'identification primordiale et les identifications collectives phylogénétiques en précisant simplement le point suivant : si, dans la réalité courante, le narcissisme primaire qui s'origine dans l'identification primaire et se développe grâce à la relation primordiale mère-enfant, trouve à se réalimenter dans les relations objectales, cela devient impossible dans le camp. Cet univers d'anéantissement oblige Éros à se tourner vers des sources libidinales internes, vers un patrimoine phylogénétique qui fournit des identifications qualifiantes pour l'individu.

Des processus doivent rendre actifs ces contenus collectifs innés. L'auto-conservation exige le « déblocage » de certains traits identificatoires, la coupure de certaines liaisons, pour que soient abandonnées des sources narcissiques devenues stériles ; ainsi un réaménagement peut avoir lieu, permettant au narcissisme de s'alimenter à des sources identificatoires inédites, de se maintenir autre-

1. Freud, « La décomposition de la personnalité psychique », XXXIe Leçon de la « Nouvelle suite des leçons d'introduction à la psychanalyse » (1933), *OCF-P*, t. XIX, 1995, p. 163.

ment, différemment. Ces processus inconscients de déliaison, de désinvestissement, me semblent être le fruit du travail d'un certain type de pulsion de mort au service de l'auto conservation, dont la spécificité a été dégagée par Nathalie Zaltzman qui l'a nommée la pulsion anarchiste [1].

Ce travail de désidentification et de réidentification est ce dont témoigne le livre d'Antelme. Dans la perspective freudienne de *Malaise dans la culture,* le camp représente l'un de ces cas de « souffrance extrême » dont parle Freud, dans lesquels « des dispositifs de protection animique déterminés sont (...) mis en activité [2] ». Je fais l'hypothèse que ces « dispositifs » de survie désignent les processus de « réanimation » des contenus phylogénétiques évoqués dans le même texte [3]. La mobilisation du patrimoine phylogénétique a une fonction d'auto-conservation.

III. LE MAINTIEN DE LA VIE PSYCHIQUE

Comment opère l'auto-conservation pour que persistent les conditions d'une vie psychique permettant de continuer à se penser humain ? Dans la réalité courante, l'identification à l'espèce sous-tend les identifications individuelles ; dans le camp, elle les remplace.

1. Nathalie Zaltzman, « La pulsion anarchiste », *Topique,* 24, 1979, pp. 25-63.
2. Freud, « Le malaise dans la culture », *op. cit.*, p. 276.
3. *Ibid.*, p. 257.

a) L'identification à l'espèce est indestructible.

Si l'homme du camp doit trouver de nouvelles ressources narcissiques, c'est que l'univers SS n'a pas seulement fait « tomber l'homme hors du monde [1] » mais qu'il l'a fait également tomber *hors de soi.* Il l'a rendu *étranger à lui-même,* il l'a fait tomber hors de ses identifications secondaires, moïques. Antelme évoque les effets de cette démolition après trois mois d'internement : « L'homme dont on se souvient, maintenant déguisé, rasé, trimbalé, non visible autrement que déguisé et qui envie les chevaux et les vaches d'être acceptés comme chevaux et comme vaches, a encore ses yeux et sa bouche, et, sous son crâne lisse, toutes ses images d'homme en veston et ses paroles d'homme en veston [2]. »

L'image spéculaire est en cours de destruction et régresse. Rapidement elle n'est plus celle d'une forme humaine ; elle devient celle d'un système digestif : « On tremblera toujours de n'être que des tuyaux à soupe, quelque chose qu'on remplit d'eau et qui pisse beaucoup [3]. » La Gestalt humaine a disparu de la perception consciente du moi. Le camarade ne peut pas servir de support identificatoire. Il est le même sans visage, avec une tête collective.

L'homme est également nié comme membre d'un groupe ; s'il ne peut pas dire « je », il ne peut pas non plus dire « nous ». Aucun espace social n'est possible qui pourrait relier les hommes entre eux. Le lien social, aussi minimal soit-il, est lui aussi, comme l'image spéculaire,

1. Cité par N. Zaltzman dans « Tomber hors du monde », *Nouvelle revue de psychanalyse*, 40, 1989, p. 239.
2. R. Antelme, *op. cit.*, p. 26.
3. *Ibid.*, p. 101.

détruit. Les déportés forment une masse et non un groupe :

« Ainsi toute proposition d'organisation avait été systématiquement repoussée par le lageraltester..., parce qu'il fallait réduire en nous toute volonté d'organisation collective, il fallait nous dégrader... Nous étions complètement isolés [1]... La lutte collective était vouée à l'échec [2]. »

Les hommes se côtoient, isolés, enfermés en eux-mêmes. Une identité fondée sur l'appartenance à un groupe est rendue impossible bien que de solides liens d'amitié et de solidarité perdurent, envers et contre tout, entre certains. *Cette identité en tant que point commun pour tous* ne peut prendre le relais des identifications singulières perdues. Les déportés sont exclus d'une représentation collective qu'ils s'acharnent à maintenir chacun pour soi au travers de l'identification à l'espèce.

Avec l'exceptionnel discernement qui surgit sous la pression de l'extermination, Antelme saisit l'enjeu réel de ces différentes formes de négation : détruire ce qui va de soi pour chacun, l'évidence qu'il est un humain :

« Dire que l'on se sentait alors contesté comme homme, comme membre de l'espèce, peut apparaître comme un sentiment rétrospectif, une explication après coup. C'est cela cependant qui *fut le plus immédiatement et constamment sensible et vécu* (c'est moi qui souligne) et c'est cela d'ailleurs, exactement cela, qui fut voulu par les autres (Antelme désigne les nazis) [3]. »

C'est en tant qu'expérience phénoménologique, vécue, que se révèle pour Antelme ce verdict de non-existence. Être nié comme membre de l'espèce dans

1. *Ibid.*, p. 134.
2. *Ibid.*, p. 10.
3. *Ibid.*, p. 11.

l'espace social du camp ne détruit pas pour autant ce socle identificatoire. Antelme témoigne de ce que cette négation peut, au contraire, mettre en activité, mobiliser, cette identification résistante à la destruction. En tant que référence commune à tous, celle-ci constitue un trait inscrit dans l'inconcient de chacun. Ce trait unique ou unaire inscrit *une différence à soi-même.* Cette différence à soi-même fonctionne comme un trait identificatoire commun pour tous. Différence à soi qui fait que l'on n'est pas seulement l'homme-déchet du camp. Ce *commun à tous* qui est différence à soi-même coïncide avec « l'unité indivisible de l'espèce » invoquée par Antelme [1].

L'attaque des fondements narcissiques de l'homme provoque un travail collectif contre la déshumanisation qui s'accomplit de façon solitaire alors que c'est du collectif qui est en jeu. Dans un état de dépossession extrême, les hommes exhument des points de certitude indestructibles qui témoignent d'une reconquête identificatoire : « Notre objectif devenait le plus humble. C'était seulement de survivre. Notre combat, les meilleurs d'entre nous n'ont pu le mener que de façon individuelle. La solidarité même était devenue affaire individuelle... le ressort de notre lutte n'aura été que la revendication forcenée et presque toujours solitaire de rester jusqu'au bout des hommes [2]. »

Dans le camp, les hommes passent de l'auto-conservation – conservation de soi-*même* –, à la conservation – conservation de soi-*autre.* L'individuel est porté par l'identification à l'espèce et par l'identification primaire, les deux identifications étant symboliques, non moïques : l'identité se construit dans un rapport à tout autre repré-

1. *Ibid.*, p. 11.
2. *Ibid.*, pp. 10-11.

sentant de l'espèce. Le moi s'assure ainsi de repères lui permettant des conditions minimales d'existence. Ce travail du moi s'accomplit avec l'aide du surmoi. Selon l'une des lignes de pensée de Freud, le surmoi est en contact direct avec le ça ; c'est pourquoi il est le vecteur de la transmission phylogénétique. Ainsi dans *Le moi et le ça* :

« Les expériences vécues du moi paraissent tout d'abord se perdre pour l'héritage, mais si elles se répètent fréquemment et fortement, chez de nombreux individus, se succédant de génération en génération, elles se transposent en expériences vécues du ça, dont les impressions sont maintenues par transmission héréditaire. Ainsi le ça héréditaire héberge en lui les restes d'innombrables existences-de-moi et lorsque le moi puise son surmoi dans le ça, il ramène peut-être seulement les plus anciennes configurations du moi au jour, leur procure une résurrection [1]. »

Cet enracinement du surmoi dans le ça ne le met-il pas dans un rapport étroit, qui serait néanmoins à approfondir, avec l'identification primaire ? Ainsi dans *Le moi et le ça* [2] : « ... derrière lui (l'idéal du moi) se cache la première et la plus significative identification de l'individu, celle avec le père de la préhistoire personnelle. »

b) Les références communes.

C'est leur persistance qui permet qu'il y ait survie psychique.

– Pour Antelme, comme pour d'autres rescapés qui

1. Freud, « Le moi et le ça » (1923), *OCF-P,* t. XVI, PUF, 1991, p. 282.
2. *Ibid.*, p. 275.

ont témoigné, survivre est une lutte qui s'accomplit dans le maintien nécessaire de leurs idéaux. Si survivre à tout prix est leur travail d'humains, certains actes, certains comportements demeurent pour eux prohibés. Manger à sa faim, comme les kapos, sauverait le corps mais ferait périr la psyché. Voler des pommes de terre aux nazis, prendre le pain du camarade mort, c'est un devoir de survie ; voler son pain à un camarade est un crime. Le maintien des idéaux est indispensable à la survie psychique.

– Le jugement moral, lucide, aiguisé, acéré, discrimine implacablement les membres de la masse apparemment indifférenciée. Les disparités entre les hommes deviennent beaucoup plus discernables et perceptibles que dans la réalité courante :

« Plus on se transforme,... et plus notre communauté contient en fait de distinctions,... et plus ces distinctions sont strictes. L'homme des camps n'est pas l'abolition de ces différences. Il est au contraire leur réalisation effective [1]. »

– Dans le camp, le rapport à la mort est modifié : la mort y est négation de l'homme. « ... la mort est devenue mal absolu, a cessé d'être le débouché possible vers Dieu [2]. » Et donc, soutenir quelque chose de l'humain, c'est lutter contre cette profanation en réintroduisant l'homme comme valeur sacrée. « Et si le chrétien se comporte comme si de s'acharner à vivre était une tâche sainte, c'est que la créature n'a jamais été aussi près de se considérer comme une valeur sacrée [3]. »

– Se donner des représentations d'un ailleurs permet

1. R. Antelme, *op. cit.*, p. 93.
2. *Ibid.*, p. 45.
3. *Ibid.*, p. 45.

aux déportés de pouvoir au moins se poser la question : ne suis-je plus que déchet ? L'ailleurs géographique sert de support imaginaire à la possibilité d'investir un futur. Il y a un surinvestissement perceptif de l'environnement immédiat, de tout ce qui permet cette activité de représentation d'un autre lieu dans le temps et dans l'espace : « On s'accroche à tout ce qui abolit la distance, à tout ce qui indique qu'elle est franchissable, que l'on n'est pas vraiment dans un autre monde [1]. » Primo Levi évoque un recours du même ordre lorsqu'il parle du « credo [2] ».

– La langue joue un rôle central dans la survie. Antelme en témoigne ainsi que David Rousset [3], Primo Levi et Varlam Chalamov [4]. Christiane Rousseaux-Mosettig développe ce thème à propos de Chalamov dans son article « *Sententia* ou de la transmission [5] ». Le pouvoir nazi rencontre une barrière infranchissable : déposséder l'homme du langage, de sa langue, est hors de portée ; « Toutes les races humaines parlent, aucune espèce non humaine ne peut parler [6]. »

– Enfin, la réalité des camps n'est pas un accident de l'histoire, n'est pas hors histoire humaine : *les nazis appartiennent à l'espèce humaine*. Cette vérité qui continue, après plus d'un demi-siècle, à tenir en échec nos capacités de pensée, est mise en évidence par Antelme.

1. *Ibid.*, p. 70.
2. P. Levi, *Les naufragés et les rescapés ; Quarante ans après Auschwitz*, *op. cit.*, p. 143.
3. David Rousset, *Les jours de notre mort*, Hachette, coll. « Pluriel », 1993.
4. Varlam Chalamov, *Récits de Kolyma*, La Découverte/Fayard, coll. « Le livre de poche », 1986.
5. Christiane Rousseaux-Mosettig, « *Sententia* ou de la transmission », *Topique*, n° 58, Dunod, 1995.
6. P. Levi, *Les naufragés et les rescapés ; Quarante ans après Auschwitz*, *op. cit.*, p. 88.

CONCLUSION

Les conditions minimales d'existence relèvent du maintien d'un capital narcissique élémentaire. Celui-ci est de nature collective et phylogénétique. Son existence est rendue possible par l'inscription dans l'inconscient individuel de l'identification primaire ainsi que des identifications collectives phylogénétiques auxquelles l'identification primaire semble donner accès. Ces représentations communes à tous n'ont une capacité d'existence que dans et par l'inconscient individuel. L'identification à l'espèce est la référence *ultime* selon Antelme. L'accès à celle-ci s'accomplit sous la pression d'une situation extrême. Cette identification est au principe de la survie, de l'auto-conservation. Elle est inscrite dans le corps, dans les idéaux et dans la langue. Si langue et idéaux sont des propriétés collectives, issues du patrimoine culturel inscrit dans l'inconscient de chacun, le corps l'est aussi :

« La mise en question de la qualité d'homme provoque une revendication presque biologique d'appartenance à l'espèce humaine », écrit Antelme [1].

La réanimation des représentations identificatoires communes, patrimoine phylogénétique transmis directement, indépendamment des avatars de la transmission familiale, constitue une source narcissique de nature collective qui fournit au moi des conditions minimales de survie. Le livre de Robert Antelme étaye l'hypothèse phylogénétique de Freud : l'identification à l'espèce humaine constitue l'arête d'un patrimoine transmis de génération en génération. Ce patrimoine est donné à tous mais à refaire par chacun, ce que nous enseigne Antelme.

1. R. Antelme, *op. cit.*, p. 11.

Primo Levi et la question du meurtre

DANIEL HURVY

> *« La pire victime ne peut faire autrement que de constater que dans son pire exercice, la puissance du bourreau ne peut être autre qu'une de celle de l'homme : la puissance de meurtre. »*
>
> Robert ANTELME, *L'Espèce humaine*

Les récits du déporté Primo Levi, et en premier lieu *Si c'est un homme,* ébranlent leur lecteur, le déconcertent et le laissent souvent titubant, sonné. Cet effet renouvelé de percussion m'a rappelé celui de lectures plus anciennes, celles de Kleist. Julien Gracq [1], traducteur de sa pièce de théâtre *Penthesilée*, l'exprime dans son avant-propos de 1954 : « Sous cette lumière de plomb fondu qui tombait continûment sur la pièce, d'autres forces étaient à l'ouvrage, plus sinistres, plus effrénées, acharnées à miner les personnages par le dedans [...] J'avais soudain l'impression qu'ils soufflaient les lumières, faisaient la nuit autour d'eux en plein midi [1]. »

Chez Levi, la clarté solaire de son style, voulu tel, reflet de l'acuité de son regard et de sa mémoire, dessine éga-

1. H. Von Kleist, *Avant-propos à Penthesilée*, José Corti, 1954.

lement des perspectives plus fuyantes, plus sombres. Les récits, souvent brefs, haletants, où chacun tient son rôle et accomplit son destin, comme dans la tragédie antique, sans pouvoir en dévier, sont comme le terrain calciné, vitrifié, d'après la catastrophe nucléaire, où s'avance l'homme Levi lui-même, engagé dans une lutte interne, d'une intensité exceptionnelle, contre ce que j'appellerai la menace de désorganisation psychique qui apparaît à de nombreuses reprises sous sa plume. Aux situations où règne la terreur, Levi oppose sa capacité d'observer, de comprendre, ce qu'il a observé et éprouvé. Mais, c'est lorsqu'il atteint au but, parvenant à une synthèse restructurante, organisatrice, offrant des issues vivantes aux conflits jusque-là insolubles et broyants, qu'en quelques lignes, parfois en quelques mots, il retourne la question comme un gant et désigne la permanence inexorable dans le monde, le monde des humains, des *forces destructrices qu'il est parvenu pour un temps à neutraliser en lui.*

La déportation n'est jamais présentée par Levi uniquement comme traumatisme mais aussi comme expérience féconde : le Lager a été son « Université ». « Auschwitz m'a beaucoup appris... Avant Auschwitz j'étais un homme sans femmes, après j'ai rencontré celle que je devais épouser [1]. »

S'est révélé en lui un conflit vital et sans fin, entre les exigences idéales protectrices de la vie et les pulsions d'autoconservation d'une part et la destructivité interne d'autre part, dont la modalité princeps de figuration et d'élaboration est représentée selon moi chez Levi, par le fantasme de meurtre. Le meurtre réalisé dans l'écriture, par les récits et les fictions, apparaissant comme le paradigme de ce qui divise et réunit les hommes, en assurant

1. F. Camon, *Entretiens avec Primo Levi*, Paris, Gallimard, 1987, p. 72.

la survie de l'un par l'élimination de l'autre. Cette double fonction de réunion et de division relève de la symbolisation, activité de liaison préservant de la désorganisation.

LA MENACE DE DÉSORGANISATION

C'est une angoisse de mort, de désorganisation psychique, consécutive à l'effondrement des valeurs surmoïques, à la subversion de la loi morale, quand le mal et la mort triomphent, deviennent la règle à quoi tout s'ordonne, rendant inepte tout jugement d'attribution, dans une ambiguïté désorientante, celle de « la zone grise ».

La désorganisation est celle de la pensée, aussi peut-elle affecter le style de l'écriture. Ici la position de Levi est connue, et toute son œuvre écrite l'illustre : la clarté de l'écriture témoigne de la capacité à percevoir le monde comme organisé, cohérent, au-delà de ses apparences de confusion. L'aspect défensif est patent : s'exprimer clairement c'est penser de même, c'est rendre le monde intelligible, échapper à l'horreur de l'impuissance à concevoir et à représenter. Mais c'est le versant intrapsychique inconscient qui constitue la partie obscure qui obsède l'écrivain et dont l'accès lui a été barré par la massivité de l'expérience d'une réalité externe traumatique, extrême, celle du camp.

Dans le recueil d'essais *Le Métier des Autres,* le chapitre 11 s'intitule « De l'écriture obscure ». Levi affirme qu'« on ne devrait point écrire de manière obscure [...]. Une écriture parfaitement claire présuppose un émetteur totalement conscient, ce qui ne correspond pas à la réalité. Nous sommes faits de Moi et de Ça, de chair et d'esprit et aussi d'acides nucléiques, de traditions, d'hormones, d'expériences, de traumatismes passés et récents ; aussi sommes-nous condamnés à traîner derrière nous, du berceau à la tombe, un Doppelgänger, un frère muet et sans visage, qui partage avec nous la responsabilité de nos actes et par conséquent de nos pages [1] ».

Mais cette référence à l'inconscient faite, l'option de Levi est maintenue :

« Le dicible est préférable à l'indicible, la parole humaine au grognement animal. Ce n'est pas par hasard si les deux poètes allemands les moins intelligibles, Trakl et Celan, se sont tous deux suicidés [...]. L'obscurité de Celan n'est pas mépris du lecteur, ni impuissance expressive, ni paresseux abandon au flux de l'inconscient : c'est vraiment un reflet de l'obscurité de son propre destin et de sa génération, qui va s'épaississant autour du lecteur, l'enserrant comme tenaille d'acier et de froid [...]. Ces ténèbres, de plus en plus denses de page en page jusqu'à un ultime balbutiement inarticulé, consternent comme le râle d'un moribond et le sont en effet. *Elles nous attirent comme attirent les gouffres* [2]. »

La précision et la clarté de l'expression préservent du « chaos final auquel nous sommes voués ». « La précision

1. *Le Métier des Autres,* Folio Essai, 1992 p. 69-70. *Der Doppelgänger* (le double) est le titre d'un article de Otto Rank de 1914 (in *Imago III*), cité par Freud dans *L'inquiétante étrangeté.*

2. *Ibid.*, p. 73-74, souligné par moi, comme le sont dans ce texte tous les passages en italiques. Le jugement porté par Levi sur Celan vaut beaucoup moins comme critique littéraire que comme indicatif du contenu de ce qui tend à se constituer comme objet phobogène : l'expression langagière, écrite ou parlée, indéchiffrable.

et la concision qui, paraît-il, caractérisent mon écriture, dit encore Levi, me viennent de mon expérience en chimie, tout comme la recherche de l'objectivité et la défiance vis-à-vis des apparences [1]. » Outre l'écriture, l'activité de chimiste est l'investissement majeur de Levi ; elle aussi constitue un mode de connaissance organisée du réel, une possibilité descriptive et prédictive.

Un exemple de volonté de maîtriser les forces obscures et destructrices, volonté intraitable malgré les échecs et qui rappelle l'impression d'énergie indomptable qui se dégage d'un entretien télévisé de Levi [2], est fourni dans *La Clé à Molette*, première œuvre de fiction publiée, où un ouvrier monteur en charpentes métalliques fait le récit de ses aventures. L'une d'elles est celle de la construction d'un pont suspendu jeté par-dessus un fleuve de l'Inde. L'ouvrage, à peine achevé, mis en résonance par un vent léger mais continu, s'autodétruit : « plus rien ne bougeait [...] sauf le fleuve qui continuait de couler comme si de rien n'était [3] ». Surgit alors chez l'ouvrier horrifié « une idée idiote : j'avais lu dans un livre que dans le temps des temps, quand on commençait de construire un pont, on tuait un chrétien – non pas un chrétien, parce qu'il n'y en avait pas encore – bref un homme ; et on le mettait dans les fondations ; et plus tard au contraire on tuait une bête ; et alors le pont ne s'écroulait pas ». Le meurtre sacrificiel, propitiatoire, protège du danger pulsionnel. Le vent, plus encore que le fleuve, métaphorise le concept de pulsion. Car, comme elle, vectorisable en terme de poussée, il n'est pas représen-

1. P. Levi, T. Regge, *Dialogues*, coll. « 10/18 », 1994, p. 85.
2. Arte, 1994.
3. *La Clé à Molette*, coll. « 10/18 », 1980, p. 153.

table : du vent, on ne peut représenter que les effets, comme de la pulsion on ne connaît que les représentants psychiques.

La capacité de la psyché à résister à la poussée pulsionnelle est illustrée par la maison où Levi est né, où il a toujours vécu et où il est mort « cas extrême de sédentarité [1] » et indice d'une importante fixation maternelle. Il la décrit sobrement puis sans transition il évoque une fonction de l'intellect l'« art mnémotechnique » et les rapports vivants et vitaux [2] qu'il entretient avec sa demeure : « J'habite ma maison comme j'habite ma peau. » La « maison » est le résultat d'un processus massif de condensation : image spéculaire du sujet, projection de son espace corporel et psychique, et du corps et de la psyché maternels, lieu de mémoire, d'inscription des traces de l'histoire individuelle et familiale. C'est, on le sait, en se précipitant dans la cage d'escalier de cet immeuble que Levi a mis fin à ses jours en 1987.

Plus près encore de son intimité psychique et nous offrant un véritable matériel clinique, Levi conclut *La Trêve* par la description de son angoisse de mort. *La Trêve* relate l'année d'errance qui a suivi la libération de Levi en 1945, entre l'univers concentrationnaire et le retour à la société d'origine. Le regard que Levi porte sur celle-ci est profondément modifié : elle ne peut pas être en tout point opposée au Lager, par certains aspects elle s'y apparente. Ce fait est essentiel pour comprendre sa position, beaucoup plus complexe et dérangeante que celle d'un témoin d'un passé récent, atroce mais révolu. « Les mois passés à vagabonder aux confins de la civilisation

1. *Le Métier des Autres*, p. 13.

2. *Ibid.*, p. 18 « je ne lui ai jamais demandé – consciemment du moins – guère plus que la satisfaction des besoins élémentaires : espace, chaleur, silence, intensité ».

nous apparaissaient maintenant en dépit de leur rudesse, comme une trêve, une parenthèse de disponibilité infinie, un don providentiel du destin, mais destiné à rester unique [1]. » Après la machinerie criminelle et ses rouages administratifs, financiers, techniques, industriels et militaires, où la règle même la plus folle ne souffre aucune contestation, est arrivé le temps du désordre, de l'inefficacité, de l'anarchie, de l'organisation déficiente, de la désinvolture, de la rébellion et de la débrouillardise. La joyeuse et musicale incurie du peuple russe, dans un pays pourtant dévasté et désorganisé, prend, pour Levi, la dimension du « génie ». *La Trêve* déborde d'une joie de vivre, d'un humour, d'une confiance que le dénuement matériel, le caractère aléatoire de l'existence, faite d'expédients, et l'incertitude quant à l'avenir n'entament pas.

Mais le ton change au dernier chapitre, clôture poignante et inquiétante d'un récit gonflé de sève et d'espoir. Citons *les toutes dernières lignes* :

« J'arrivais à Turin [...], je retrouvais la vitalité de mes amis, la chaleur d'un repas assuré, la solidité du travail quotidien, la joie libératrice de raconter. Mais j'ai toujours la visite, à des intervalles plus ou moins rapprochés, *d'un rêve qui m'épouvante.* C'est un rêve à l'intérieur d'un autre rêve, et si ses détails varient, son fond est toujours le même. Je suis à table avec ma famille, ou avec des amis, au travail ou dans une campagne verte, dans un climat paisible et détendu, apparemment dépourvu de tension et de peine ; et pourtant j'éprouve une angoisse ténue et profonde (la sensation d'une menace qui pèse sur moi. De fait, au fur et à mesure que se déroule le rêve, peu à peu, ou brutalement, et à chaque fois d'une façon différente), tout s'écroule, tout se défait autour de

1. *La Trêve*, Paris, Grasset, Cahiers Rouges, 1988.

moi, décor et gens, et mon angoisse se fait plus intense et plus précise. Puis c'est le chaos ; je suis au centre d'un néant grisâtre et trouble et soudain je sais ce que tout cela signifie, et je sais aussi que je l'ai toujours su : je suis à nouveau dans le Camp et rien n'était vrai que le Camp. Le reste, la famille, la nature en fleurs, le foyer, n'était qu'une brève vacance, une illusion des sens, un rêve. Le rêve intérieur, le rêve de paix, souvent fait aux couleurs de l'anarchie, est fini et dans le rêve extérieur, qui se poursuit et me glace, j'entends résonner une voix que je connais bien. Elle ne prononce qu'un mot, un seul, sans rien d'autoritaire ; un mot bref et bas ; l'ordre qui accompagnait l'aube à Auschwitz, un mot étranger, attendu et redouté : debout "Wstawacz". »

Ce rêve d'angoisse répétitif clôt le récit et laisse le lecteur seul, dans un état d'abattement à quoi rien ne l'a préparé et indique la révélation, au sens photographique, pour Levi de la nature de la société dite normale : grosse de tous les extrêmes du système concentrationnaire. Et le témoignage inlassable de Levi sur les camps, autant qu'un récit spécifique, est un miroir offert où les hommes ont à se regarder. *Fabricant de miroirs* est le titre du dernier recueil de textes publiés par Levi en 1986. C'est aussi son métier en tant que héros et narrateur d'un conte de jeunesse dont il sera question plus loin.

« LA ZONE GRISE »

Le balancement entre clarté et ambiguïté est permanent et caractéristique ; le risque est de basculer dans un relativisme sceptique : Levi y échappe. Du côté de la clarté, l'exigence et l'existence de valeurs morales et d'idéaux avec leurs prolongements dans les actes humains, et la série des couples de contraires bien/mal, interdit/permis, juste/injuste, innocence/culpabilité, qui ressortent de la conscience morale, du Surmoi en termes métapsychologiques. De même les idéaux de justice, d'équité, de respect, de tolérance, de solidarité, de la valeur de la parole. Du côté de l'ambiguïté, de « la zone grise »[1], tout ce qui procède du retournement en son contraire, du point de vue des mécanismes et qui se développe autour du thème du double, du point de vue de l'identité. Il est tentant et commode de réduire la parole de Levi au premier aspect : celui où des repères offrent une solution identificatoire simple. Les bons s'opposent aux mauvais, les criminels sont coupables et méritent d'être jugés et châtiés, les victimes sont innocentes. Plus dérangeante est la prise en compte du rappel lancinant par Levi du caractère complexe, déroutant et imprévisible des individus et des groupes humains. Les lignes de partage s'estompent, les valeurs se brouillent, Levi *ne peut maintenir une distinction radicale entre assassins et victimes*, malgré l'évidence de la réalité vécue : cette indistinction constitue la « zone grise » qui centre son questionnement angoissé, zone grise incarnée par les différents types de détenus collaborateurs des SS, et qui le renvoie à sa propre ambiguïté qui le ronge. L'œuvre de Levi est rythmée par les variations en termes de plus ou de moins d'ambiguïté. En l'absence de transcendance (Levi n'est pas croyant), son effort de saisie logique échouera. A la dernière ligne dactylographiée des entretiens avec Fer-

1. Titre du chapitre II de *Les Naufragés et les Rescapés*, Paris, Gallimard, 1989.

dinando Camon : « Il y a Auschwitz, il ne peut donc pas y avoir de Dieu », il ajoute au crayon « Je ne trouve pas de solution au dilemme. Je la cherche mais ne la trouve pas. »

L'impossibilité de penser et les sources individuelles du mal et une instance qui en préserve en dernier recours (Mon Dieu, délivre-nous du mal), libère un potentiel mortifère. Le Lager apparaît à ceux qui y pénètrent, comme incompréhensible. Éclairer la zone grise, faite d'opacité, de duplicité, d'abolition des repères habituels, devient un enjeu vital à compter du premier instant au camp. « Le monde dans lequel on se sentait précipité était effrayant, mais il était aussi indéchiffrable ; il n'était conforme à aucun modèle, l'ennemi était tout autour, mais aussi dedans, le "nous" perdait ses frontières, *les adversaires n'étaient pas deux* [...]. » Cette abolition du lien social, aussi massive qu'immédiate, est psychiquement déstructurante : « Cette brusque révélation [...] était si rude qu'elle suffisait à faire s'effondrer aussitôt les capacités de résistance. Pour beaucoup elle a été mortelle, indirectement, voire directement. »

Dans « Quarante ans après Auschwitz » (sous titre de *Les Naufragés et les Rescapés*) Levi affirme : « Seule une rhétorique schématique peut soutenir que cet espace (entre victimes et persécuteurs) est vide : il ne l'est jamais, il est constellé de figures abjectes ou pathétiques (elles possèdent parfois les deux qualités en même temps) qu'il est indispensable de connaître si nous voulons connaître l'espèce humaine, si nous voulons savoir défendre nos âmes au cas où une épreuve semblable devrait se présenter à nouveau, ou *si nous voulons simplement nous rendre compte de ce qui se passe dans un grand établissement industriel.* » Cette définition du Lager comme version extrême, aboutie, de processus sociaux et individuels observables dans la vie courante, en cela qu'ils sont constamment à l'œuvre et seulement partiellement équilibrés par la civilisation, hante Levi : « L'ascension des privilégiés non seulement au Lager, mais dans toutes les sociétés humaines, est un phénomène angoissant mais fatal : ils ne sont absents que dans les utopies. C'est le devoir de l'homme juste de faire la guerre à tout privilège non mérité, mais il ne faut pas oublier qu'il s'agit d'une *guerre sans fin* [...]. Mais bornons-nous au Lager, qui (dans sa version soviétique également) peut bien servir de "laboratoire" ; la classe hybride des prisonniers-fonctionnaires en constitue l'ossature et en même temps *l'élément le plus inquiétant* [1]. C'est une zone grise, aux contours mal définis, qui sépare et relie à la fois les deux camps des maîtres et des esclaves. » Et Levi se penche sur le cas des Kapos.

Mais la logique de son investigation le mène plus loin qu'il ne peut l'accepter et il lui faut récuser toute validité à la théorie selon laquelle « une dynamique victime-bourreau » inconsciente, à caractère sadomasochique, peut éclairer l'expérience du déporté.

Il ajoute : « Je ne m'entends pas à l'inconscient et aux profondeurs, mais je sais qu'un petit nombre s'y entend et que ce petit nombre est plus prudent ; *j'ignore et je ne suis guère intéressé à le savoir si un assassin est niché dans mes profondeurs*, mais je sais que j'ai été une victime sans culpabilité et pas un assassin [...]. » On verra que malgré cette dénégation capitale, Levi, par d'autres écrits, en dit plus sur le désir de meurtre et le sentiment de culpabilité. Poursuivant l'étude de la zone grise, Levi évoque le cas des hommes des Sonderkommandos, déportés affectés à l'élimination des cadavres. « Cas limite de collaboration » quand « toute liberté de choix était réduite à néant. »

1. L'hybride ici c'est l'indifférencié menaçant et non l'alliage analysable.

Pourtant certains ont choisi collectivement de refuser cette tâche et ont été aussitôt exécutés. Ces contradictions incessantes sont l'index de l'exigence d'élaboration à laquelle Levi est contraint. Face à quoi il ne peut que s'incliner dans un mouvement compassionnel où l'affect retrouve droit de cité : « aux corbeaux de la peste, aux hommes de l'équipe spéciale et à nous tous il ne reste, dans le meilleur des cas, que la pitié passagère, pour l'individu, le Mitmensch, le co-humain ». Pitié pour moi ! semble dire le « collaborateur » Levi qui bute sans cesse contre cette conclusion : que le pouvoir totalitaire corrompe absolument ceux qui le servent comme ceux qu'il asservit, ne peut dissimuler qu'il agit comme révélateur des dispositions individuelles et collectives à faire le mal. Dans des situations d'exception, le comportement des individus est imprévisible et P. Levi demande la « suspension » du jugement sur les « corbeaux du crématoire ». « La même impotentia judicandi paralyse devant le cas Rumkowski » ; ce juif autoproclamé roi du ghetto de Lodz « renégat et complice » mais aussi, de son point de vue du moins, protecteur et sauveur des siens avec qui il finira, malgré tout. Cette figure bouffonne et tragique n'est pas, note Levi, que notre inquiétante caricature. « En Rumkowski, nous nous regardons tous dans un miroir, son ambiguïté est la nôtre, [...]. Comme Rumkowski, nous aussi sommes tellement éblouis par le pouvoir et par le prestige que nous en oublions notre fragilité essentielle : *nous pactisons avec le pouvoir* de bon ou de mauvais gré, oubliant que nous sommes tous dans le ghetto, que le ghetto est entré en nous, que de l'autre côté du mur se tiennent les seigneurs de la mort et que, non loin de là, le train attend. »

LA CRISE IDENTITAIRE

Confronté à la zone grise, à la négation de l'humain Levi s'ouvre deux voies résolutives de la confusion où il est plongé, l'appel au pouvoir de la pensée et le passage au conflit ouvert dont la figure référentielle organisatrice est le meurtre.

L'écrivain Levi doit avoir la capacité de penser le monde humain comme ordonné et prévisible, à l'image de ce que la science et les techniques autorisent vis-à-vis de la matière et de ses transformations. « Pour moi, la chimie représentait une nuée indéfinie de puissances futures, qui enveloppait mon avenir dans de noires volutes déchirées de lueurs de feu, une nuée semblable à celle qui cachait le Mont Sinaï. Comme Moïse, *j'en attendais ma loi, l'ordre en moi et dans le monde* [1]. » Levi qui a veillé sa vie durant à poursuivre sans les confondre ses activités d'écrivain et de chimiste, parvient dans *Le Système périodique* à en réaliser l'alliage avec un grand bonheur littéraire et poétique. Chacun de ses récits met en scène un personnage réel auquel il associe tel ou tel métal ou autre élément simple dont les caractères physico-chimiques, ou dont l'étymologie du nom, ou encore dont les croyances et les mythes qui s'y rattachent, répondent aux particularités du personnage. Levi ne construit pas un système classificatoire pseudo-scientifique, une typologie rationaliste, il élabore, dans la continuité du processus créateur et poursuit l'autoconstruction de son psychisme. Son investigation se double d'une création véritable ; aux

1. *Le Système périodique*, Livre de Poche, 1987, p. 30.

molécules nouvelles synthétisées par le chimiste, il ajoute l'effet de sens inattendu, souvent teinté d'humour. Ainsi peut-il évoquer, lui qui a échappé à la chambre à gaz, ses ancêtres juifs comme des gaz rares. Voilà suggéré avec force et humour l'attachement à ces personnes précieuses, inoffensives et imagos indestructibles.

L'identification à l'agresseur conduit au meurtre. Les chapitres 7 et 8 du *Système périodique*, *Plomb* et *Mercure* sont deux contes écrits en 1941 alors que, sous un nom d'emprunt en raison des lois raciales antijuives promulguées par le pouvoir fasciste, Levi travaille dans une mine en pleine montagne.

Plomb est un récit à la première personne : Levi tout jeune homme, isolé, anonyme, humilié d'avoir à se dissimuler, alors que les armées allemandes remportent victoire sur victoire et que rien ne paraît devoir leur résister, se rêve comme un « maître » soucieux de perpétuer sa « race », celles des Rodmund ; sa langue imaginaire est phonétiquement allemande, il est issu du peuple des Sachsa dits aussi Alamans. Ses aventures le mènent jusqu'au « pays des métaux » où « l'on voit partout, tout près et au loin, jusqu'à l'horizon les panaches de fumée des fonderies et tout autour des gens qui s'affairent, *hommes libres et esclaves* ». Il ajoute : « J'ai eu vite fait d'acheter des esclaves [...] je me suis acheté aussi une femme. » L'identification à l'agresseur allemand est patente. Mais l'intuition du caractère esclavagiste et criminel du nazisme (les panaches de fumée ne sont-ils pas ceux du crématoire ?) est-elle avérée ou seulement formée à posteriori par le lecteur informé ? Levi se sent tenu d'exhumer ces vieux écrits : « Les deux histoires de minéraux que j'avais alors écrites n'ont pas disparu [...] je les ai retrouvées récemment [1]. Je n'ai pas voulu les abandonner : le lecteur les trouvera aux pages suivantes, insérées, comme le rêve d'évasion d'un prisonnier. » Voyez, semble-t-il dire, comment échapper à son sort de victime en s'identifiant à l'oppresseur (en termes politiques), à l'agresseur (en termes psychanalytiques). On ne saurait être plus sincère.

D'autant qu'en 1982 paraît *Maintenant ou Jamais*, roman construit à partir des récits de quelques Juifs d'Europe de l'Est, hommes et femmes, civils ou déjà soldats, qui, de leur propre initiative, ont combattu sur les arrières des lignes allemandes en Russie, au sein de groupes de partisans spontanément constitués et dont le périple européen depuis la Biélorussie s'est achevé, via l'Allemagne vaincue, en Italie, portés qu'ils étaient par l'espoir de s'embarquer pour la Palestine.

A l'image de Mendel, personnage central, chacun lutte pour sa survie. Ils n'ont plus à défendre ou à retrouver ni famille, ni biens, ni pays. Derrière eux tout est anéanti. Devant et autour, les soldats allemands dont la tâche est de les anéantir à leur tour et qui donc doivent être anéantis les premiers. Ni la haine, ni l'espoir de vengeance ne sont nécessaires. La lutte se justifie d'elle-même. *La violence est le seul moyen d'éradiquer le mal.* Elle est prescrite et non pas interdite. Pour ces hommes et ces femmes, humbles et pacifiques, le Décalogue a perdu toute signification, tout ce qu'il proscrit est exécuté. Comme au Lager, la loi s'inverse : Mendel et Sissl, bien que non mariés, font l'amour ; Mottel qui avait été le shoket, le boucher rituel de sa communauté est devenu l'Étrangleur, l'exécuteur des basses œuvres, celui qui égorge les prisonniers allemands. Mendel explique : « C'est seulement si je tue un Allemand que je réussirai à persuader

1. Vers 1975.

les autres Allemands que je suis un homme. Et pourtant on a un précepte qui dit : Tu ne tueras point. » Cette accumulation de meurtres est nécessaire, conditionne la survie. En une seule occasion, la distinction radicale entre victimes et meurtriers est rétablie ; lorsque les combattants juifs libèrent un petit camp de déportés-travailleurs, dont la plupart viennent d'être tués et brûlés par leurs gardiens allemands. Le chef du détachement allemand est capturé vivant. Goldner, détenu juif survivant, a désigné l'Allemand comme devant être éliminé sans délai. « Tout de suite » répète-t-il trois fois. « Tu veux le tuer toi-même, demande Gedal, le chef des combattants ? » – « Non », répond Goldner. C'est Mottel, l'Étrangleur, qui s'en chargera. Les rôles doivent demeurer distincts. Cet épisode renvoie au choix de Levi au moment de son arrestation : Juif ou partisan ? Partisan, on te colle au mur, Juif, tu vas en prison. Juif, dit Levi. Goldner/Gedal : la consonance indique la relation d'identité et la thèse souvent reprise par Levi des conséquences majeures des petites différences.

Cependant, dans *Maintenant ou Jamais*, la haine et l'esprit de vengeance sont bien présents : quand dans l'Allemagne toute juste vaincue et occupée, une femme du groupe est abattue d'un coup de feu isolé dans une petite ville, les Juifs organisent aussitôt une action de représailles et massacrent les élus de la ville, réunis en mairie. La vengeance ne souffre ni délai, ni mesure, après quoi « ils se sentent mieux ».

De cette confrontation meurtrière, impitoyable et victorieuse avec l'ennemi, par ses personnages interposés, Levi sort lui-même probablement « se sentant mieux », mais *à la dernière ligne du roman*, quand en Italie le groupe, toujours plus solidaire, fête la naissance d'un enfant, quelqu'un lit le journal « daté du mardi 7 août 1945 (il) annonçait que la première bombe atomique venait d'être lâchée sur Hiroshima ». L'éradication du mal nazi ne doit pas faire illusion, les forces destructrices poursuivent leur œuvre, ailleurs et par d'autres mains, L'optimisme de l'ancien déporté Levi ne résiste pas à l'épreuve des faits. Une fois de plus la chute de son texte ruine tout espoir.

PAS DE PARDON

De même est mise à mal l'image d'un Levi doux et qui pardonne. Il se refuse au pardon. Cette facilité l'offusque. Il veut comprendre et pour cela exige la confrontation, le dialogue, l'explication. « La vengeance ne m'intéressait pas [...] mon affaire à moi était de comprendre. » Mais peut-on expliquer l'injustifiable ? La barre est placée trop haut. Aucun interlocuteur allemand ne parvient à l'apaiser, à fournir une réponse à son Warum ? à son pourquoi ? « Amery (suicidé en 1978) [...] m'a défini comme "celui qui pardonne". Je ne considère pas cela comme une injure ni comme une louange, mais bien comme une inexactitude. Je n'ai pas tendance à pardonner, je n'ai jamais pardonné à aucun de mes ennemis d'alors [1]. » Le désir de vengeance, on l'a vu, est présent, reconnu/nié par Levi, qui disait avoir été avant 1943 « ennemi de la violence et pas encore happé *par la nécessité de la violence opposée* [2] » car « l'offense est inguérissable [3] ». Au sujet de l'édition allemande de *Si c'est un homme*, en 1960, pour la traduction de laquelle il a exercé une vigi-

1. *Naufragés*, p. 145.
2. *Le Système périodique*, p. 73.
3. *Naufragés*, p. 24.

lance et un contrôle extrêmes pour empêcher toute édulcoration de son texte, Levi écrit : « Ses destinataires véritables, ceux contre qui le livre était pointé comme une arme, c'était eux, les Allemands. Or l'arme était chargée [1]. »

Les cas Muller et Mertens s'éclairent alors d'un jour nouveau : le hasard a fait se rétablir bien après la guerre un contact par lettres [2] entre P. Levi et ces deux chimistes allemands pour qui il a dû travailler à Buna Monowitz. Avec Muller l'histoire se termine ainsi : un soir Muller qui tient à le rencontrer téléphone « sa voix est pénible et comme brisée ; le ton surexcité ». Voici les deux dernières lignes du chapitre « Vanadium » : « Il m'annonçait qu'à la Pentecôte, il viendrait à Finale Ligure ; pouvions-nous nous rencontrer ? Pris à l'improviste, je répondis oui ; je le priais de me donner, le moment venu, des précisions sur son arrivée [...]. Huit jours plus tard, je reçus de Frau Muller l'annonce de la mort inattendue du Doktor Lothar Muller, survenue dans sa soixantième année. » De même le cas Mertens qui se conclut ainsi « Je n'ai jamais tenté de rencontrer Mertens... Il y a plusieurs années, je lui ai écrit : je lui disais que si Hitler est venu au pouvoir, s'il a dévasté l'Europe et conduit l'Allemagne à sa ruine, c'est parce que beaucoup de bons citoyens allemands se sont comportés comme lui, [...]. Mertens *ne m'a pas répondu et il est mort* quelques années plus tard [3] ». Le style ne trompe pas : le lien de causalité est établi, le verbe de Levi est assassin, ses questions sont des projectiles meurtriers, son mode d'opérer est le duel : « Ç'avait été mon

1. *Ibid.*, p. 165.
2. « Il est toujours préférable de *se battre sur son terrain, je lui écrivis en italien* », *Syst. périod.*, p. 250.
3. *Le Fabricant de miroirs*, Le Livre de Poche Biblio, 1989, p. 32.

désir le plus vif et le plus permanent de mes années de l'après-Lager de me trouver, d'homme à homme, en train de *régler les comptes* avec un des “autres” [...] La rencontre attendue si intensément que j'en rêvais (en allemand) la nuit [...] [1]. » On objectera qu'il ne s'agit que d'écriture, d'un fantasme, qu'il n'a pas de sang sur les mains. Mais voici ce qu'il dit au sujet de « l'interdiction de communiquer », après qu'il ait été capturé, sur dénonciation, avec son groupe de partisans néophytes, en décembre 1943. « Cette défense était douloureuse parce que, entre nous, dans l'esprit de chacun, pesait *un vilain secret*, ce secret même qui nous avait exposé à la capture, éteignant en nous, quelques jours plus tôt, toute volonté se résister et même de vivre. *Nous nous étions trouvés obligés en conscience d'exécuter une condamnation, et nous l'avions fait*, mais nous en étions sortis démolis, démoralisés, désireux de voir tout finir et de finir nous-mêmes, mais désireux aussi de nous voir, de nous parler, de nous aider mutuellement à exorciser le souvenir encore si récent [2]. » *Levi, complice d'un meurtre réel, inavouable, d'où la périphrase, recourt aux mêmes mots que pour décrire l'accablement mental de l'arrivée au Lager.* Retour à la zone grise, celle du « Mitmensch », « le cohumain, avec toute son épaisseur, ses tics, ses anomalies et ses anacoluthes [3] ». Il est significatif que Levi recoure au terme allemand de Mitmensch. Son identification aux Allemands lui fait choisir des termes allemands pour dire la similitude, la proximité (Mitmensch, Doppelgänger).

Le cohumain désigne le même, différent de l'iden-

1. *Le Système périodique*, p. 255.
2. *Ibid.*, p. 159.
3. *Ibid.*, p. 257.

tique, pour reprendre la distinction faite par M. de M'Uzan [1]. Si « l'identique » renvoie à la répétition, mortifère, le « même », qui est marqué par le faible écart, la petite différence, autorise la mise en sens, l'élaboration, l'historisation. Levi traite à sa manière de la petite différence (voir Freud « Le narcissisme des petites différences » dans *Malaise*) : « Il faut se méfier du presque pareil, du pratiquement identique, [...]. Les différences, même petites, peuvent mener à des conséquences radicalement différentes, comme les leviers des aiguillages ; le métier de chimiste consiste, pour une bonne part, à prendre garde à ces différences, à les connaître de près, à en prévoir les effets. Et pas seulement le métier de chimiste [2]. » Goldner ou Gedal ?

Au sujet de Mertens, Levi écrit encore : « [...] C'était un presque moi, un autre moi-même, à l'envers [3]. » La figure centrale du double, du Doppelgänger, se fait lourdement insistante. Double meurtrier, meurtre du double : s'ouvre une problématique en miroir et en abîme. La difficulté de penser surgit. Pour Levi, le Lager n'est pas impensable, ni même insensé. Ce qui est impensable, c'est ce qui le rend possible. S'impose à lui de décrire le monde concentrationnaire comme ayant une logique, un ordre. D'emblée il lui avait fallu les saisir, d'où l'urgence initiale d'en connaître la langue, l'allemand des camps. Plus tard, il dira l'intelligibilité de cette folie : « Moi j'avais l'impression d'avoir affaire à la folie, une folie méthodique [4] », « j'ai pu établir une certaine communi-

1. *Le Même et l'Identique* (1969), in *De l'Art à la Mort*, Gallimard, coll. « Tel », Paris, 1977.

2. *Le Système périodique*, p. 77. Ce sont les dernières phrases du chapitre « Potassium ».

3. *Le Fabricant de miroirs*, p. 28.

4. *Entretiens avec P. Levi de F. Camon*, p. 30.

cation avec les non-Italiens et c'était essentiel pour *comprendre* l'endroit où je vivais, *le décalogue* de cet endroit ». La raison n'a plus cours, mais il existe des règles, « des règles inversées [1] ».

A ce cohumain, cette gémellité [2], sont associées les anacoluthes. Terme de rhétorique qui fait quitter la description, la phénoménologie de la zone grise, pour introduire aux troubles de la pensée qui menacent. Exceptionnel chez Levi, l'emploi d'un terme savant met celui-ci en relief. L'anacoluthe c'est la rupture de construction syntaxique, la solution de continuité, le morcellement de la pensée, celui de Celan, le poète suicidé. Levi, arrêté par la milice, a aussi désiré voir tout finir et finir lui-même. Le suicide est une issue possible à l'angoisse consécutive au meurtre. Ce meurtre qui, à l'opposé, renforce les liens entre les hommes quand il fait l'objet d'une prescription méthodique par le groupe des criminels pour s'assurer de la fidélité et du caractère irrévocable de l'appartenance du nouveau complice.

CAÏN ET ABEL

Le meurtre du double, du presque soi-même, appartient à la problématique narcissique. A l'ennemi identifié, au bourreau, objet différencié, se substitue le Doppelgänger, le jumeau, le frère. Le sentiment de culpabilité de Levi est bien celui du survivant entre ses camarades, mais il est aussi celui du meurtrier de son propre frère : « Tu

1. Entretien télévisé.
2. « Mon jumeau », dit-il de Mertens, désigné par « H », *in* F. Camon, p. 35.

as honte parce que tu es vivant à la place d'un autre [...] Ce n'est qu'une supposition, mais l'ombre d'un soupçon : que *chacun est le Caïn de son frère*, que chacun de nous (mais cette fois je dis nous dans un sens très large et même *universel*) a supplanté son prochain et vit à sa place. C'est une supposition mais elle ronge ; elle s'est nichée profondément en toi, comme un ver, on ne la voit pas de l'extérieur mais elle ronge et cric [1]. » La référence au premier meurtre de la Bible est reprise par Mendel, personnage principal de *Maintenant ou Jamais* : « Peut-être chacun de nous est-il le Caïn de quelque Abel et l'abat-il au milieu de son champ *sans le savoir.* » Il s'agit bien du sentiment de culpabilité. Que Levi l'appelle honte signe qu'il s'agit d'un affect narcissique. D'avoir autant investi ses compagnons, ce qui a une fonction défensive par rapport à la perte des proches, lui fait s'attribuer la faute de leur disparition, irrémédiablement.

Dans *Actuelles sur la guerre et sur la mort*, Freud, reprenant sa théorie de la dualité pulsionnelle et des destins de pulsion, décrit un « homme primitif » que nulle instance morale n'empêchait de mettre autrui à mort : « il pratiquait le meurtre volontiers et comme allant de soi [...] *Ainsi l'histoire originaire de l'homme est-elle remplie par le meurtre* [2] ». Rappelant *Totem et Tabou*, Freud réinscrit cette propension au meurtre dans sa construction mythique de la mise à mort du Père originaire de la horde humaine primitive, père dont l'image mnésique a été plus tard transfigurée en divinité. Le meurtre du père est à l'origine de l'illusion religieuse qui apparaît comme le phénomène essentiel du processus civilisateur. La

1. *Naufragés*, p. 80.
2. « Actuelles sur la guerre et sur la mort », in *Œuvres complètes*, t. XIII, Paris, PUF, p. 146.

guerre, où l'État même appelle au meurtre, signifie l'échec de ce processus et indique que l'homme actuel n'est guère différent de « l'homme primitif ». « C'est précisément l'accent mis sur le commandement : Tu ne tueras pas, qui nous donne la certitude que nous descendons d'une *lignée infiniment longue de meurtriers* qui avaient dans le sang le plaisir au meurtre, *comme peut-être nous-mêmes encore.* »

Dans *Malaise dans la Culture*, Freud reprend la description de « cette hostilité primaire des hommes », c'est-à-dire l'instinct ou pulsion de mort, qui « travaille silencieusement ». Mais dont une part se tourne contre le monde extérieur et *se fait jour* comme pulsion à l'agression et à la destruction. « La pulsion serait elle-même contrainte de se mettre au service de l'Éros ; du fait que l'être vivant anéantirait quelque chose d'autre, animé ou non animé, au lieu de son propre soi. A l'inverse, le fait que soit restreinte cette agression vers l'extérieur ne pourrait qu'intensifier l'autodestruction, qui de toute manière est toujours à l'œuvre. » Bien que Freud indique « Nous ne pouvons pas échapper à l'hypothèse que le sentiment de culpabilité de l'humanité est issu du complexe d'Œdipe et fut acquis lors de la mise à mort du père par l'union des frères », il précise que le sentiment de culpabilité est l'expression du conflit d'ambivalence, « du combat éternel entre l'Éros et la pulsion de destruction ou de mort ». Cette lutte « entre Éros et mort » est « le contenu essentiel de la vie », celle de l'espèce comme celle de l'individu. Le sentiment de culpabilité variant comme l'angoisse du plus inconscient au plus conscient. « C'est pourquoi on peut très bien penser que la conscience de culpabilité engendrée par la culture n'est pas [...] reconnue comme telle, qu'elle reste pour une grande part inconsciente ou qu'elle se fait jour comme *un malaise*, un mécontentement pour lesquels on cherche d'autres motivations. »

LE COMBAT ET SA FIN : DE LA MALÉDICTION A LA BÉNÉDICTION

Pour Freud, chaque individu est engagé dans un triple combat entre les pulsions de vie et de mort, entre la libido du moi et la libido d'objet, entre l'individu même et la société [1] : ce combat « autorise un équilibre final chez l'individu [...] même si de nos jours il rend encore la vie de l'individu si pénible ». Que le combat cesse, l'équilibre est rompu, la vie n'est plus possible : en octobre 1986, six mois avant son suicide, Levi rédige l'avant-propos au recueil intitulé *Le Fabricant de miroirs*. En exergue, son poème *Aux Amis* qui s'achève par ce quatrain :

> « Maintenant que le temps presse
> Que les combats sont finis
> A vous tous le souhait modeste
> Que l'automne soit long et doux »

Ce souhait bienveillant, qui confie ses amis à la vie, fait pendant à la malédiction qui clôt le poème *Si cela est un homme*, inaugural du livre homonyme, lancée à la face de ceux qui oublieraient : « Que cela fut » :

1. *Malaise*. Avant de conclure *La Trêve*, Lévi écrit « Bientôt, dès demain, il nous faudra *combattre des ennemis encore inconnus, à l'intérieur et à l'extérieur de nous-mêmes* ».

« Répétez-le à vos enfants
Ou que votre maison s'écroule
Que la maladie vous accable
Que vos enfants se détournent de vous »

Le combat est l'élaboration continue par le psychisme, par l'activité de représentation, par la mise en sens des conflits pulsionnels et identificatoires. Sa cessation ne laisse d'issue que dans la mort. Mais pourquoi *le suicide* ?

Levi a-t-il présenté des signes cliniques de mélancolie ? Il est attesté que la douleur morale était présente : « L'océan de douleur, passé et présent, nous entourait et son niveau a monté, d'année en année, jusqu'à nous engloutir presque [1]. » La biographie de Primo Levi proposée par Myriam Annisimov établit l'intensité du syndrome dépressif qui l'affectait dans les semaines qui ont précédé son suicide. Son désintérêt manifeste pour ses amis les plus proches et les plus attentifs témoigne de la massivité du désinvestissement objectal.

L'expérience traumatique de la déportation comme fait brut de la réalité individuelle et collective a initié chez Levi un processus d'élaboration d'une problématique qui demeure chez lui inconsciente pour l'essentiel, ce dont il a l'intuition. De sa participation au déchaînement d'une anticivilisation il se dégage par la création littéraire, l'activisme pédagogique, auprès des jeunes avant tout, la défense des valeurs de la civilisation et indique l'universalité du conflit interne entre pulsions et instances idéales, sur quoi porte le Kulturarbeit.

Face à la permanence de la destructivité agie par l'homme contre l'homme, Levi, qui s'est questionné, mis à la question (il parle du « supplice prolongé » que fut la

1. *Naufragés*, p. 84.

vie de Jean Amery depuis son retour des camps jusqu'à son suicide), comme assassin présumé, résout son dilemme obsessionnel (*si* j'ai survécu, *alors* j'ai tué) par la mise en acte du fantasme qui fait de lui l'assassin... de lui-même et l'exécuteur de la condamnation qui le retranche du monde des humains. Telle est la position du mélancolique qui ne peut agresser son objet qu'en se tuant lui-même.

NUDITÉ DU JOUEUR D'ÉCHECS

Le jeu d'échecs « austère métaphore de la vie et de la lutte pour la vie [1] » est familier à Levi. Il réalise en la rendant socialement acceptable la dimension agonistique de la relation humaine, le duel à mort. Et l'on retrouve dans la symétrie de son dispositif, la thématique du meurtre du double ou par le double. Mais aussi la thématique de la nudité du sujet humain, autrement dit de sa vulnérabilité. « Quand votre roi se retrouve serré au plus près, menacé, traqué et enfin transpercé, vous ne pouvez manquer de percevoir, au-delà de l'échiquier, une ombre symbolique. Ce que vous êtes en train de vivre est une mort : c'est *votre mort et dans le même temps c'est une mort dont vous n'êtes pas coupable.* » Ce moment est celui de la « dénudation ». Nous sommes nus, comme le dit André Green : « Face aux progrès dans la barbarie [...] comment ne pas penser que notre "civilité" ne joue

1. « L'irritabilité des joueurs d'échecs », in *Le Métier des Autres*, p. 195. L'irritabilité est un avatar du malaise, un affect sans représentation qui signale la présence du pulsionnel non mentalisé.

que le rôle des habits neufs de l'Empereur [1]. » Concluant le Moi-Peau sur sa propre écriture, D. Anzieu dit : « La parole orale et encore plus écrite a un pouvoir de peau. Mes patients m'en ont convaincu. La fréquentation de quelques grandes œuvres littéraires me l'a confirmé [2]. » C'est bien l'avis de Levi sur *Si cela est un homme*, ce livre qui (le) fait vivre « J'ai écrit parce que j'éprouvais le besoin d'écrire [...], j'ai l'impression que l'acte d'écrire équivalait pour moi à m'étendre sur le divan de Freud [3]. » Écrire a été « thérapeutique », l'a « soulagé », par la satisfaction d'un besoin « élémentaire », « essentiel », comme « le besoin de manger et de boire ». Le rêve répétitif, commun à de nombreux déportés et où, revenus parmi les leurs, ils ne sont pas écoutés, est interprété par Levi comme « le rêve d'un besoin de raconter [4] ». Écrire, rêver, parler.... pour ne pas mourir.

DISPARITION DE L'UN DES PIRES

Lors des lectures préparatoires à ce travail m'est revenu le souvenir d'un roman de Nabokov *La défense Loujine*. Loujine est un enfant, puis un adolescent qui se révèle prodigieux joueur d'échecs. Adulte, parvenu au sommet de son art, il ne trouve plus d'adversaire à sa mesure et s'engage alors dans une étrange partie, celle d'un délire de persécution qui s'amplifie et à quoi Loujine, malgré

1. André Green, « Culture(s) et Civilisation(s), Malaise ou Maladie », in *Rev. Fr. de Psychan.* t. LVII, 1993, pp. 1029-1056.
2. Didier Anzieu, *Le Moi-Peau*, Paris, Dunod, 1985.
3. *Entretiens avec F. Camon*, p. 49.
4. *Ibid.*, pp. 50-51.

la sollicitude inquiète de ses proches, échappera en se défenestrant : « Avant de lâcher prise, Loujine regarda en bas. On y procédait en hâte à des préparatifs : les reflets des fenêtres se rejoignaient et s'alignaient, l'abîme était divisé en carrés clairs et en carrés sombres et, au moment même où Loujine desserra les doigts, au moment où l'air glacial s'engouffra impérieusement dans sa bouche, il comprit quelle éternité s'ouvrait devant lui, accueillante, inexorable [1]. » Pour Levi la persécution est réelle et non pas délirante. Mais peut-être a-t-il vu lui aussi au bas de la cage d'escalier où il s'est précipité en 1987, les cases de l'échiquier ou celles de la table de Mendeleiev, comme forme organisatrice, système signifiant, ultime échappatoire à l'innommable terreur, à l'irreprésentable, au vide du désinvestissement. Le piège s'est refermé : d'avoir seulement tenté de survivre a fait du déporté un collaborateur de l'œuvre de mort. « *Les pires survivaient,* c'est-à-dire les mieux adaptés, les meilleurs sont morts [2]. » L'expression vaut auto-accusation.

Le traumatisme ne se limite pas à son effet économique de débordement de la capacité de la psyché à traiter l'excitation. Il la mobilise, dans un jeu de bascule sans fin où le destin des pulsions ne conduit pas à leur extinction, mais à leur double retournement, toujours renouvelable, retournement en son contraire et retournement contre la personne propre. Ce qui importe pour la continuité de la vie psychique, c'est l'investissement de ce jeu pulsionnel. Citons Piera Aulagnier : « Pour étrange que paraisse une telle formule, on pourrait dire que le but de la pulsion de mort serait d'aboutir au désinvestissement des

1. Nabokov, *La défense Loujine*, Gallimard, coll. « Folio », p. 306.
2. *Naufragés*, p. 80.

pulsions antagonistes [1]. » L'autoconstruction continue du psychisme repose sur cet aspect économique : la pression pulsionnelle est constante. Freud le répète à l'envi : « Il n'y a pas de fuite qui puisse servir contre elle [2]. » « J'habite ma maison comme j'habite ma peau », disait Levi. Devenu incapable d'opposer l'écriture et la parole, c'est-à-dire la pensée à la poussée pulsionnelle destructrice interne, figurée et actualisée dans les événements du temps (surarmement thermonucléaire, terrorisme, autogénocide cambodgien, conflits militaires [3]), Levi, mis à nu, réintègre cette peau, cette enveloppe psychique et s'y escamote. On se prend à l'y croire à l'abri, par effet de notre propre déni.

TROMPEUSE SÉRÉNITÉ

Tzvetan Todorov, dans *Face à l'extrême* estime, nécessaire de relire plus attentivement l'œuvre de P. Levi à la lumière de son suicide, ce à quoi je me suis essayé. Il interroge aussitôt : « L'impression de sérénité qui se dégage de ces pages, doit-elle être menacée par des conclusions moins visibles et plus sombres, auxquelles serait parvenu Levi [4] ? » L'impression de sérénité, plutôt que nuancée, paraît devoir être récusée car trompeuse comme nous l'avons vu. Ou alors elle s'apparente à celle dégagée par le Moïse de Michel-Ange, où le sculpteur,

1. P. Aulagnier, « Condamné à investir » in *Un interprète en quête de sens*, Paris, Payot, 1991, p. 245.
2. S. Freud, *Métapsychologie*, Idées Gallimard, 1968, p. 14.
3. Levi, *Le Devoir de mémoire*, Paris, Éd. Mille et Une Nuits, 1995.
4. T. Todorov, *Face à l'extrême*, Seuil, coll. « Points », Paris, 1994.

selon Freud, a rendu « l'exploit psychique le plus formidable dont un homme soit capable : vaincre sa propre passion au nom d'une mission à laquelle il s'est voué [1] ». Levi est écrivain-témoin à double titre : rouage involontaire d'une horlogerie criminelle qui spécifie et défie notre siècle, et observateur de sa propre « hostilité primaire » inélaborable. D'où la singularité de la voix de ce parleur qui parle sans expliquer « Je suis un parleur. Si l'on me ferme la bouche, je meurs. Et là (au Lager) on me fermait la bouche [2]. »

Si notre propre mort est irreprésentable, il est des circonstances où elle « ne se laisse plus dénier [3] », mais la douleur éprouvée à la perte d'un proche se voit associer et opposer le sentiment de triomphe du Moi, confirmé dans son *immortalité* qui en fait un Moi idéal. Celui qui a perdu un proche empoche un gain narcissique « ces morts bien-aimés avaient donc été également des étrangers et des ennemis qui avaient suscité en lui, parmi d'autres, des sentiments hostiles », nous dit Freud.

La mort fantasmée de l'autre, qui fait de chacun un Caïn, *assure le Moi de sa permanence.* Freud ajoute que nous pouvons chercher dans la fiction, la littérature, le théâtre, un substitut aux pertes inhérentes à la vie. « C'est là que nous trouvons encore des hommes qui s'entendent à mourir et qui plus est réussissent même à en tuer un autre. Là seulement se trouve accomplie la condition à laquelle nous pourrions nous réconcilier avec la mort, à savoir : conserver encore, à l'arrière-plan de toutes les vicissitudes de la vie, une vie à l'abri de toute atteinte. Dans le domaine de la fiction, nous trouvons cette *plu-*

1. *Essais de Psychologie Appliquée*, Paris, Gallimard, coll. « Idées », 1980, p. 36.
2. *Entretiens avec P. Levi, op. cit.*, p. 54.
3. Freud, *Considérations actuelles*, p. 145.

ralité de vies dont nous avons besoin [1]. Nous mourrons en identification avec tel héros, mais pourtant nous lui survivons et sommes prêts à mourir une seconde fois, toujours sans dommage avec un autre héros [2]. »

Le sort de Levi est d'avoir parcouru ce chemin, où sa vie a été sauvegardée par des héros morts en série et dont les cadavres jalonnent sa route : Sandro, son compagnon d'escalade, Lorenzo, le maçon... et d'avoir pu néanmoins, par l'écriture, contenir cet excès de réalité et maintenir une capacité de création de réalité psychique, donc survivre, jusqu'à ce que la pulsion de mort fasse son œuvre, qui est « acte de désinvestissement [3] ». Pour Piera Aulagnier, « le but de Thanatos est la disparition de tout objet dont l'absence est responsable du surgissement du désir [...]. On comprend dès lors le risque que représente tout éprouvé qui pourrait aboutir à cette sorte de désinvestissement, seul meurtre définitivement réussi ». Le désinvestissement efface la représentation de l'objet. A sa place, le rien « ce rien qui abolit l'acte d'effacement lui-même ».

A nous il échoit l'héritage d'une inscription, d'une mémoire, celle des livres de Primo Levi et le sentiment d'avoir à notre tour, avec lui, rencontré et perdu un compagnon sûr.

1. Cette « pluralité de vies » est rendue de manière saisissante par Robert Antelme décrivant la marche forcée des déportés quand l'un d'eux est abattu par les gardes. « Une de nos vies a été interrompue pendant qu'on marchait. » R. Antelme, *L'Espèce humaine*, Paris, Gallimard, p. 234.

2. *Considérations actuelles*, p. 145.

3. P. Aulagnier, *op. cit.*, p. 244.

Bibliographie générale

Agamben G., *Homo sacer*, Éd. du Seuil, coll. « L'ordre philosophique », 1997.

Amery J., *Par-delà le crime et le châtiment, essai pour surmonter l'insurmontable,* Actes Sud, série « Lettres allemandes », 1995.

Anissimov M., *Primo Levi, la tragédie d'un optimiste,* J.-C. Lattès, 1996.

Antelme R., *L'espèce humaine,* Gallimard, coll. « Tel », 1994.

Antelme R. et autres auteurs, *Robert Antelme ; Textes inédits ; Sur L'espèce humaine ; Essais et témoignages,* Gallimard, 1996.

Anzieu D., *Le Moi-Peau,* Dunod, 1985.

Arendt H., *Les origines du totalitarisme ; Le système totalitaire,* Éditions du Seuil, collection Points, 1972.

Arthaud A., *Le théâtre et son double,* Gallimard, coll. « Folio Essais », 1964.

Aulagnier P., Ensemble de son œuvre et en particulier :

– *La violence de l'interprétation,* PUF, coll. « Le fil rouge », 1975.

– *Les destins du plaisir,* PUF, coll. « Le fil rouge », 1979.

– *Un interprète en quête de sens,* Payot, 1991.

– « Condamné à investir » (1982), *Un interprète en quête de sens,* Payot, 1991.

– « A propos de la réalité : savoir ou certitude » (1974), *Un interprète en quête de sens,* Payot, 1991.

Blanchot M., *L'entretien infini,* Gallimard, 1969.

Bleger J., *Symbiose et ambiguïté,* PUF, coll. « Le fil rouge », 1981, épuisé.

Camon F., *Entretiens avec Primo Levi,* Gallimard, 1987.
Chalamov V., *Récits de Kolyma ; La nuit,* t. I et *Récits de Kolyma, Quai de l'enfer,* t. II, La Découverte/Fayard, coll. « Le Livre de Poche », 1986.
– « La pluie », *Récits de Kolyma, Quai de l'enfer,* t. II, La Découverte/Fayard, coll. « Le Livre de Poche », 1986.
– *Tout ou rien : cahier un : l'écriture,* Verdier, 1993.
– *Article 58,* Gallimard, épuisé.
Delbo C., *Le convoi du 24 janvier,* Éd. de Minuit, 1995.
– *Auschwitz et après : Aucun de nous ne reviendra,* t. I, *Une connaissance inutile,* t. II, *Mesure de nos jours,* t. III, Éd. de Minuit, 1995.
Dominique F., « Nous sommes libres... », *Robert Antelme ; Textes inédits ; Sur l'espèce humaine ; Essais et témoignages,* Gallimard, 1996.
Enriquez M., *Aux carrefours de la haine,* Desclée de Brouwer, coll. « Épi », 1984.
Favret-Saada J., *Les mots, la mort, les sorts, la sorcellerie dans le bocage,* Gallimard, coll. « Bibliothèque des sciences humaines », 1977.
Ferenczi S., *Œuvres complètes,* IV, Payot, 1982.
Freud S., *L'interprétation des rêves* (1900), PUF, 1976.
– *La vie sexuelle,* PUF, coll. « Bibliothèque de psychanalyse », 1973.
– « Le Moïse de Michel-Ange » (1914), *Essais de psychanalyse appliquée,* Gallimard, coll. « Idées », 1980.
– « Métapsychologie » (1915), *Œuvres complètes-Psychanalyse (OCF-P),* t. XIII, PUF, 1988.
– « Actuelles sur la guerre et la mort » (1915), *OCF-P,* t. XIII, PUF, 1988.
– *Vue d'ensemble des névroses de transfert, un essai métapsychologique* (1915), Gallimard, coll. « Connaissance de l'Inconscient », 1986.
– *L'inquiétante étrangeté et autres essais* (1919), Gallimard, coll. « Connaissance de l'Inconscient », 1985.
– « Au-delà du principe de plaisir » (1920), *OCF-P,* t. XV, PUF, 1996.

– « Psychologie des masses et analyse du moi », (1921), *OCF-P,* t. XVI, PUF, 1991.
– « Le moi et le ça » (1923), *OCF-P,* t. XVI, PUF, 1991.
– « L'avenir d'une illusion » (1927), *OCF-P,* t. XVIII, PUF, 1995.
– « Le malaise dans la culture » (1930), *OCF-P,* t. XVIII, PUF, 1995.
– « La décomposition de la personnalité psychique », XXXIe Leçon de la « Nouvelle suite des leçons d'introduction à la psychanalyse » (1933), *OCF-P,* t. XIX, 1995.
– *Nouvelles conférences d'introduction à la psychanalyse* (1933), Gallimard, coll. « Connaissance de l'Inconscient », 1984 ou « Nouvelle suite des leçons d'introduction à la psychanalyse », *OCF-P,* t. XIX, PUF, 1995.
– « L'analyse avec fin et l'analyse sans fin » (1937), *Résultats, idées, problèmes,* t. II, PUF, coll. « Bibliothèque de psychanalyse », 1985.
– *Abrégé de psychanalyse* (1938), PUF, coll. « Bibliothèque de psychanalyse », 1978.
– *L'homme Moïse et la religion monothéiste, trois essais* (1939), Gallimard, coll. « Connaissance de l'Inconscient », 1993.
Freud S./Ferenczi S., *Correspondance 1914-1919,* Calmann-Lévy, 1996.
Granoff W., « Réponse au docteur Aron Belkine », *Topique,* 58, 1995.
Green A., « Culture(s) et civilisation(s), malaise ou maladie », *Revue française de psychanalyse,* LVII, 1993.
Grossman V., *Vie et destin,* Julliard/L'Age d'Homme, coll. « Pocket », 1984.
Guinzbourg E.S., *Le vertige,* t. I et *Le ciel de la Kolyma,* t. II, Éd. du Seuil, coll.« Points », 1997.
Hasek J., *Le brave soldat Chvéïk,* Gallimard, coll. « Folio », 1997.
Huxley A., *Le meilleur des mondes,* Plon, coll. « Pocket », 1997.
Kertesz I., *Être sans destin,* Actes Sud, 1998.
Koestler A., Ensemble de son œuvre.
Kundera M., Ensemble de son œuvre.
Kristov A., *Le grand cahier,* Éd. du Seuil, coll. « Points », 1986.

– *La preuve,* Éd. du Seuil, coll. « Points », 1988.
– *Le troisième mensonge,* Éd. du Seuil, coll. « Points », 1991.
– *Hier,* Éd. du Seuil, 1991.
Lacan J., « Au-delà du Principe de réalité » (1936), *Écrits,* Éd. du Seuil, 1966.
– « Le stade du miroir comme formateur de la fonction du Je » (1949), *Écrits,* Éd. du Seuil, 1966.
– « Le mythe individuel du névrosé » (1953), *Ornicar ?,* 17-18.
– « Variantes de la cure-type » (1955), *Écrits,* Éd. du Seuil, 1966.
Langbein H., *Hommes et femmes à Auschwitz,* Fayard, coll. « 10/18 », série Documents, 1994.
Levi P., Œuvres dans l'ordre de leur publication en français :
– *La Clé à Molette,* Julliard, coll. « 10/18 », 1980.
– *Le Système périodique,* Albin Michel, coll. « Bibliothèque », 1987.
– *Si c'est un homme,* Julliard, coll. « Pocket », 1988.
– *La Trêve,* Grasset, Les Cahiers Rouges, 1988.
– *Le Fabricant de miroirs,* Albin Michel, coll. « Le Livre de Poche », 1989.
– *Maintenant ou Jamais,* Julliard, coll. « 10/18 », 1989.
– *Les Naufragés et les Rescapés, quarante ans après Auschwitz,* Gallimard, 1989.
– *Le Métier des Autres,* Gallimard, coll. « Folio Essais », 1992.
– *Dialogues avec Tullio Regge,* Éd. Eshel, coll. « 10/18 », 1994.
– *Le Devoir de mémoire,* Éd. « Mille et Une Nuits », 1995.
M'uzan M. de, « La mort n'avoue jamais », *Revue Française de Psychanalyse,* n° 1, PUF, 1996.
Nabokov V., *La défense Loujine,* Gallimard, coll. « Folio », 1991.
Novac A., *Journal ; Les beaux jours de ma jeunesse,* Balland, 1996.
Orwell G., *1984,* Gallimard, coll. « Folio », 1997.
Pahor B., *Pèlerin parmi les ombres,* La Table Ronde, 1990.
Pasche F., *Le sens de la psychanalyse,* PUF, coll. « Le fil rouge », 1988.
Pontalis J.-B., *Entre le rêve et la douleur,* Gallimard, coll. « Tel », 1983.
Revault D'Allonnes M., « L'homme nu », *Robert Antelme ;*

Textes inédits ; Sur l'espèce humaine ; Essais et témoignages, Gallimard, 1996.
Rossi J., *Fragments de vie,* Éd. « Elikia », 1995.
Rousseaux-Mosettig C., « *Sententia* ou de la transmission », *Topique,* n° 58, Dunod, 1995.
Rousset D., *Les jours de notre mort,* Hachette, coll. « Pluriel », 1993.
– *L'univers concentrationnaire,* Hachette, coll. « Pluriel », 1993.
Semprun J., *L'écriture ou la vie,* Gallimard, 1994.
Todorov T., *Face à l'extrême,* Éd. du Seuil, coll. « Points », 1994.
Zaltzman N., « A points nommés », *Topique,* n° 16, 1975.
– « La pulsion anarchiste », *Topique,* n° 24, 1979.
– « Baiser la mort ? Une sexualité mélancolique », *Topique,* n° 38, 1986.
– « Tomber hors du monde », *Nouvelle Revue de Psychanalyse,* n° 40, Gallimard, 1989.
– « Faire une analyse et guérir : de quoi ? », *Topique hors série, François Perrier,* 1993.
– *De la guérison psychanalytique,* PUF, coll. « Épîtres », 1998.
Zygouris R., « Sortilège de la scène traumatique », *Le bloc-notes de la psychanalyse ; Les traumatismes psychiques,* 12, Georg éditeur, Genève, diffusé en France par Dilisco, Cheniers.

Achevé d'imprimer
sur les presses numériques de Dupli-Print (95)

Imprimé en France